Sophia Eickelpoth-Rauer und Kirsten Jebsen

Die Sprache der Tiere verstehen

Sophia Eickelpoth-Rauer und Kirsten Jebsen

Die Sprache der Tiere verstehen

Die Seelen und
Gefühle der tierischen
Begleiter begreifen

mvgverlag

Bibliografische Information der Deutschen Nationalbibliothek
Die Deutsche Nationalbibliothek verzeichnet diese Publikation in der Deutschen Nationalbibliografie. Detaillierte bibliografische Daten sind im Internet über http://dnb.d-nb.de abrufbar.

Für Fragen und Anregungen
info@mvg-verlag.de

1. Auflage 2020

Nymphenburger Straße 86
D-80636 München
Tel.: 089 651285-0
Fax: 089 652096

Einige Namen wurden geändert, um die Persönlichkeitsrechte der Beteiligten zu wahren.

Redaktion: Asta Machat
Umschlaggestaltung: Manuela Amode
Umschlagabbildung: Shutterstock/Chendongshan
Satz: Carsten Klein, Torgau
Druck: CPI books GmbH, Leck
Printed in Germany

ISBN Print 978-3-7474-0114-9
ISBN E-Book (PDF) 978-3-96121-467-9
ISBN E-Book (EPUB, Mobi) 978-3-96121-468-6

Inhalt

Widmung

Dieses Buch widmen wir unseren Tieren,

den Hunden Farina, Molli, Struppi, Charly und Muck,
unseren Katzen Muschi, Flocke, Lilly, Luipold, Felix, Toulouse, Sammy, Victoria, Siri, Linus, Lillifee, Lara, Lavendel und Laurence,
den Pferden Yogi, Amadeus, Benny und Toffifee,
unseren Eseln Festus und Max,
den Gänsen Emma und Willi,
beiden Schweinen Susi und Strolch,
den kleinen Wasserschildkröten Karlheinz und Gisela,
unseren Meerschweinchen Fipsi, Teddy, Harry, Nemo, Max und Moritz,
den Kaninchen Hoppel, Lucy, Blessi, Bert, Schneeweißchen, Kasimir, Hänsel, Gretel, Hanni und Nanni,

die uns bisher begleiteten und vieles lehrten.

Darüber hinaus widmen wir dieses Buch allen wunderbaren Mitgeschöpfen – den Tieren – die immer noch sehr unter den Menschen leiden müssen.
Von daher ist unser gemeinsamer Herzenswunsch, dass auf diesem Planeten Erde die Menschen möglichst schnell in ihr Herz und somit ins Fühlen kommen.
Möge auch dieser Herzenswunsch in Erfüllung gehen.

Danke!

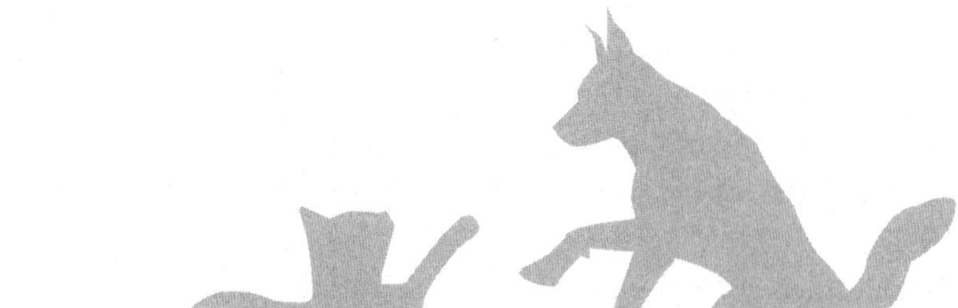

Zu uns

Meine Tochter Sophia war schon als kleines Mädchen ausgesprochen tierlieb. Bereits als Dreijährige übernahm sie zusammen mit ihrer fünfjährigen Schwester Zarah die tägliche Fütterung der beiden Kaninchen, die sie von unserer Nachbarin geschenkt bekommen hatten. Zu diesem Zeitpunkt gehörten bereits unsere Hündin Farina und die Katzendame Lilly zu unserer Familie. Etwas später, ca. ein Jahr, bevor Farina an Altersschwäche starb, kam die kleine zwölf Wochen alte Molly, eine Neufundländer-Schäferhündin-Mischung, in unser Leben. Auch war es Liebe auf den ersten Blick, als Sophia im Tierheim Struppi entdeckte. Ein Jahr darauf zogen dann noch Felix und Luipold bei uns ein. Zwei Katzenbrüder, die im eisigen Winter im Alter von nur zwei Wochen in einer Pappschachtel ausgesetzt und anschließend rund um die Uhr liebevoll aufgepäppelt wurden. Völlig ungeplant kam wenig später Victoria, auch liebevoll »Vicky mit dem kurzen Schwanz« genannt, in unser Leben. Sie hatte zuvor lange Zeit als kämpferische Straßenkatze gelebt und offensichtlich auf tragische Weise ihren Schwanz verloren. Bei uns völlig erschöpft angekommen, ließ sie sich mit der Zeit mehr und mehr fallen. Kurz darauf beschenkte sie uns überraschenderweise mit fünf Katzenkindern, die sie bereits bei unserem Einzug unerkannt in ihrem Bauch getragen hatte. Und das Gänsepaar Emma und Willi lebte von klein auf 14 Jahre lang glücklich bei uns. Es bewachte unser Grundstück, wie es Wachhunde nicht besser hätten tun können. Allzu oft rannten entweder der Postbote oder auch schon mal liebe Gäste um ihr »Leben«.

Es gibt viele lustige Geschichten zu erzählen. Alleine von unseren Kaninchen, die häufiger in Nachbars Gemüsegarten anzutreffen waren als in ihrem Gehege, das trotz großer Handwerkskünste offensichtlich nie ausbruchsicher genug war.

Zu guter Letzt kam dann noch Esel Festus in unser Leben, den wir auf einem nahegelegenen Bauernhof mit anderen Ponys gut aufgehoben wussten. Von Zeit zu Zeit führte Sophia ihn durch die kleine Siedlung mit den schicken Einfamilienhäusern zu uns nach Hause. Und dann lief auch noch zusätzlich zu den Hunden, Katzen, Gänsen und Kaninchen ein Esel durch unseren Garten.

Obwohl dieser Anblick in unserer ländlichen Dorfgemeinde eher selten war, hatten vielleicht gerade deshalb viele ihre große Freude daran. Manchmal kam sogar die Leiterin des ortsansässigen Kindergartens zu uns, um der heranwachsenden Kinderschar einen Streichelzoo, praktisch gleich um die Ecke, zu präsentieren.

Wir sind sehr dankbar für diese vielen bunten Erlebnisse. Und wenn ich dann noch weitergehe und auf die nachfolgenden Jahre schaue, in denen meine beiden Mädchen mit mir und unseren 13 Tieren auf einem Bauernhof lebten, war dies ebenfalls eine ganz besondere Zeit.

Als junges Mädchen sparte Sophia bis zur Konfirmation eisern jeden einzelnen Cent ihres Taschengeldes, um sich möglichst bald ihren größten Herzenswunsch erfüllen zu können. Ihr ganzes Leben hatte sie von einer schwarzen Perle von Pferd geträumt. Aus tiefstem Herzen wünschte sie sich einen wunderschönen, großen Friesen. Nachdem mein Mann und ich uns getrennt hatten, war Sophias Befürchtung unermesslich groß, dass nun ihr sehnlichster Wunsch nicht mehr in Erfüllung gehen könnte. Es war ein sehr bewegter Moment, in dem meine Tochter weinend in meinen Armen lag und ich anstelle des Verstandes mein Herz entscheiden ließ: »Natürlich geht dein Herzenswunsch in Erfüllung. Gerade jetzt!«, hörte ich mich sagen und damit war es beschlossen. Wir machten uns auf die Suche nach einem Friesen! Das mag verrückt klingen, doch meine innere Stimme hatte mich eines Morgens dermaßen hartnäckig aufgefordert, mit den Kindern ins Auto zu steigen und loszufahren, sodass ich gar nicht anders konnte, als diesem Impuls zu folgen. So kam es, dass wir planlos durch die nahegelegenen Dörfer unserer norddeutschen Elbmarschlandschaft fuhren und mir plötzlich eine Eingebung kam. Jahre zuvor waren wir schon einmal ganz in der Nähe auf einem Reiterhof gewesen. Meine Töchter hatten dort eine Zeit lang Reitunterricht erhalten, und genau auf diesem Bauernhof gab es damals auch eine Friesenstute. Das fiel mir auf einmal ganz plötzlich ein.

Ohne groß nachzudenken, lenkte ich unvermittelt den Wagen in genau diese Richtung, und schon standen wir kurz darauf vor dem wunderschönen, reetgedeckten Fachwerkhaus, das sich neben der Reithalle befand, in der wir uns früher häufiger aufgehalten hatten. Ich klingelte optimistisch an der Tür des Wohnhauses, und plötzlich kam der Eigentümer des Reiterhofes aus einem seiner Stallgebäude auf uns zu. Mit glühend roten Wangen sprachen wir ihn an. Ich kann mich noch sehr gut daran erinnern, wie energiegeladen die damalige Stimmung war. Ich legte den Arm um Sophias Schultern und schilderte dem Mann unseren Herzenswunsch: »Wir wünschen uns für Sophia einen Friesen. Es soll ein Wallach sein, jung, lieb und bezahlbar.« Der Mann sah uns an, als kämen wir von einem anderen Stern. »Sie schickt der Himmel!«, rief er aus. Offensichtlich war er genauso überrascht, wie wir es nun auch waren. »Gerade gestern sagte mein Nachbar, dass es jetzt an der Zeit wäre, Yogi zu verkaufen. Er ist der Sohn unserer Friesenstute, fünf Jahre alt und soll nun in liebevolle Hände abgegeben werden.« Der Mann schwang seinen Hut, während er zu uns sprach.

Zarah, Sophia und ich schauten uns strahlend an. Konnte das möglich sein? Einfach so und vor allem so leicht?

»Und was soll er kosten?«, hörte ich meine Jüngste ängstlich fragen. Ich sah sie schon ihre Ersparnisse wieder und wieder auf einen kleinen Stapel legen, in der Hoffnung, er möge von alleine wachsen. »Ich glaube so um die 6000 Euro!«, entgegnete der Mann, und nicht nur Sophia, sondern auch ich schluckte. Der Preis war für einen Friesen sicher gerechtfertigt, aber so groß war der Berg der Ersparnisse nun leider doch nicht.

»Wir gehen jetzt erst einmal zu meinem Nachbarn, und dann werdet ihr schon weitersehen.« Der Pferdestallbesitzer war ausgesprochen freundlich, und ehe wir uns versahen, rannten wir auch schon hinter seinen großen Gummistiefelschritten her. Auf dem sehr gepflegten Anwesen kam uns ein ebenfalls sehr sympathischer Mann, wie bestellt, schon mit ausgebreiteten Armen entgegen. Er freute sich offensichtlich, als ihm sein Nachbar bereits aus geringer Entfernung, praktisch noch von der Gartenpforte aus, zurief, warum wir kämen. »Na dann mal ab nach hinten!«, auch dieser Mann hatte einen flotten Gang, und schon standen wir im hinteren Bereich des Hauses mit seinen vielen wunderschön duftenden Rosen. »Da ist er!«, hörte ich ihn noch sagen, als ich ein Pferd wie aus fernen Zauberwelten erblickte. Es verschlug mir die Sprache. Dort stand ein Wesen, dem nur noch das Einhorn fehlte. Unglaublich grazil in seiner erhabenen Eleganz, wie es Fabelwesen zu eigen ist. Yogi war so unglaublich schön und sein Stockmaß noch viel unglaublich höher. Ich hatte noch nie in meinem Leben solch ein großes Pferd gesehen. Nun pendelte ich zwischen Ohnmacht – bei der Vorstellung, dass meine kleine Tochter Sophia auf diesem Wesen sitzen und sogar in der freien Natur ausreiten könne – und großer Faszination für diese anmutige Schönheit.

Während all dieser Gedanken erblickte ich Sophia, wie sie bereits beide Arme um den Hals des Fabelwesens geschlungen hatte. Ich hörte nur noch, wie sie ausrief: »Das ist genau das Pferd, von dem ich immer träumte. Darf ich Yogi haben?« Der Besitzer kam auf Sophia zu und fragte sie mit bereits milder Stimme: »Hast du denn so viel Geld, mein Kind? Er ist mindestens 6000 Euro wert, denn er hat die besten Papiere. Sein Vater ist der langjährige Friesenchampion, musst du wissen.« Sophia bekam blanke Augen: »Ich gebe seit Jahren kein Geld mehr aus, weil ich auf einen Friesen spare. Und zur Konfirmation habe ich mir auch nur Geld gewünscht. Aber ich habe leider nicht mehr als 3000 Euro.« Sophias Stimme war kaum noch zu hören.

Der Mann räusperte sich und strich meiner Tochter über den Kopf. »Weißt du, mein Kind,« sagte er »mir ist Yogi sehr ans Herz gewachsen, weil ich ihn großgezogen habe, seitdem seine Mutter verstorben ist. Ich bin zu alt, um mich richtig um ihn zu kümmern, und reiten kann ich ihn schon gar nicht. Mir ist es von daher sehr wichtig, dass er ein gutes Zuhause findet, und ich glaube, dass du es ihm geben kannst. Deshalb bin ich auch mit 3000 Euro einverstanden.« Jetzt, da ich diese Zeilen schreibe, empfinde ich so viel Demut für das Leben und die wunderbaren Menschen, Tiere und Situationen, die es für uns bereithält. Ich habe erfahren dürfen, wie wichtig es ist, Träume, Wünsche und Ziele zu haben. Und vor allem Herzenswünsche, denn die gehen in Erfüllung, vorausgesetzt wir wissen genau, was wir uns wirklich aus tiefstem Herzen wünschen. Werden uns dann unsere Wünsche tatsächlich erfüllt, ist es erforderlich, sie aus Liebe zu sich selbst auch anzunehmen.

So kam Yogi in unser Leben.

Auch gibt es noch ein schönes Erlebnis im Hinblick auf die Erfüllung von Herzenswünschen zu erzählen. Nachdem mein Mann und ich getrennt waren und feststand, dass meine beiden Töchter, unsere 13 Tiere und ich ein neues Zuhause finden wollten, hörte ich von allen Seiten: »Das tut mir ja so leid für euch alle. Nun müsst ihr euch von euren vielen liebgewonnenen Tieren trennen.

Wie schade!« Ich war jedes Mal überrascht und entsetzt zugleich. »Wie kommst du denn darauf, dass wir uns von unseren Tieren trennen?«, entgegnete ich jedes Mal verständnislos. »Ja, aber wer nimmt euch denn schon alle auf?«, hörte ich dann die anderen sagen. Und obwohl ich damals noch nichts mit dem Thema Bewusstsein und dem Grundsatz »Ich bin Schöpfer meiner eigenen Realität« anfangen konnte, stand für mich dennoch eins fest: »Ich wünsche mir für uns ein wunderschönes Zuhause! Es wird ein großes Dach haben, unter dem wir alle Platz finden. Dort sind Weiden für die Pferde, und einen Reitplatz gibt es auch. Unsere Gänse können draußen frei herumlaufen, und die Kaninchen sind in einem Außengehege glücklich. Unsere Hunde und Katzen dürfen wie gewohnt weiterhin mit uns in der Wohnung leben. Und da unser schönes, modernes, weißes Haus, in dem wir bisher wohnten, ein riesengroßes Wohnzimmer, putzintensive weiße Bodenfliesen und einen sehr großen Garten mit vielen Beeten und Rasenflächen hatte, wünschte ich mir nun das genaue Gegenteil. Eine große schöne Mietwohnung auf dem Land, idealerweise in der ersten Etage, vier Zimmer mit Balkon und Blick in die weite saftig grüne Landschaft. Und noch detaillierter wünschte ich mir unempfindliche Holzfußböden, ein kleines kuscheliges Wohnzimmer, in dem mein wunderschöner, alter Jugendstilofen Platz finden konnte, und eine große, gemütliche Wohnküche. Dort sollte idealerweise zusätzlich ein Ofenanschluss für unsere alte Küchenhexe sein und ebenso Raum für unsere antiken Esszimmermöbel, um deren Tisch alle Kinder und Freunde Platz finden konnten.

Und nun dürfen Sie, liebe Leserin und lieber Leser, raten, was passierte? Richtig, genau das! Unsere neuen Vermieter, die wir wenige Wochen später über eine Annonce kennenlernten, boten uns ein Leben auf dem Bauernhof an, auf dem es bis dahin nur eine Katze und ein paar Hühner gab. Zur Freude aller wurde nun mit unseren Tieren der gesamte Bauernhof belebt. Und nach unserem Einzug setzte unser Vermieter tatsächlich auch noch seinen langjährigen Plan in die Tat um und legte einen Reitplatz für seine Mieter an. Zusätzlich zu den gewünschten vier Zimmern erhielten wir noch ein fünftes dazu, und ich konnte dort meine Praxis einrichten, die ich etwas später als Coach für Bewusstseinsentwicklung glücklich von zu Hause aus führen konnte.

Träume können, wie gesagt, wahr werden, vor allem unsere Herzenswünsche. Voraussetzung ist, dass wir an sie glauben und bereit sind, deren Erfüllung auch wirklich anzunehmen. Dies hängt wiederum von unserer Eigenliebe und dem eigenen empfundenen Selbstwert ab.

Kurz nachdem wir umgezogen waren, fuhr ich täglich zu meinem Arbeitsplatz, den ich einige Zeit zuvor angenommen hatte. Ich fand mich jeden Morgen dort ein, nicht, weil ich die Arbeit liebte, sondern aus reinem Pflichtbewusstsein, weil ich glaubte, es tun zu müssen.

Zehn Jahre lang war ich zuvor selbstständig gewesen und hatte es geliebt, meine Zeit frei zwischen Kindern, Küche und Karriere einteilen zu können.

Doch nachdem ich erst meine Karriere und dann etwas später meine langjährige Ehe beendet hatte, sah ich mich gezwungen, eine Arbeit auszuüben, einzig und allein aus dem Grund, um Geld zu verdienen.

Diese 18 Monate meines Angestelltendaseins waren grausam für mich, denn ich war dort absolut fehl am Platz. Ich wollte viel lieber daheim bei meinen Kindern und Tieren sein. Ich wünschte mir, weiterhin täglich mit den Hunden spazieren zu gehen und das Tageslicht genießen zu können. Ich wollte mittags meine Kinder in Empfang nehmen, wenn sie von der Schule kamen und ihnen nachwinken, wenn sie aus dem Hause gingen.

Und ich wollte schreiben. Es war ein Drang in mir, ein so tiefer Herzenswunsch, schreiben zu wollen, auch wenn ich es mir nicht erklären konnte.

Und so kam es, wie es zum Glück kommen musste. Nach 18 Monaten der eigenen inneren Verdrehung, Verleumdung und Traurigkeit kündigte ich meinen ungeliebten Arbeitsplatz und ging völlig erschöpft in die Arbeitslosigkeit. »Was willst du denn nun tun?«, wurde ich mal wieder von Menschen gefragt, die noch mehr Angst hatten als ich, und ich konnte diese Frage beim besten Willen nicht beantworten. Was hätte ich ihnen auch sagen sollen, denn ich wusste es ja selber nicht.

»Ich will frei und am Licht sein. Und ich wünsche mir, jeden Tag bei meinen Kindern zu Hause zu bleiben und mit den Hunden spazieren gehen zu können«, fiel mir gerade noch ein. Ich glaube jedoch, dass mich kaum jemand außer meinen glücklichen Kindern, den Tieren und meiner lieben Mutter wirklich verstehen konnte.

Eins stand fest. Ich hatte mich mal wieder für mein Herz und nicht für den Verstand entschieden. Und der sagte mir immer wieder zwischendurch: »Geht´s noch? Du musst jetzt völlig übergeschnappt sein. Du bist richtig weltfremd!« Ja, und das stimmte auch. Ich hatte mich für eine fremde Welt entschieden. Für eine Welt, in der sich das Herz so richtig wohlfühlen konnte. Und es kam noch viel verrückter.

Glückselig ging ich vom ersten Tag an, an dem ich nun zu Hause bleiben durfte, mit unseren beiden Hunden spazieren. Die große, schwarze, bärengleiche Molli zu meiner Linken und der kleine zottelige Struppi zur Rechten. So marschierten wir dreimal täglich, ob es stürmte oder schneite, über die Felder und hinein in die Wälder. Ich liebte diese Meditationsgänge, wie ich sie sehr schnell empfand, und konnte mit jedem Tag und jeder Woche stetig mehr spüren, wie sehr mich die Natur heilte.

Anfänglich hatte ich noch ein schlechtes Gewissen und fühlte mich schuldig dafür, dass ich nicht täglich früh morgens zu meiner Arbeit hetzte und erst nach langen Arbeitsstunden abends völlig erschöpft wieder zu Hause ankam. Doch mit jeder Woche konnte ich mich mehr und mehr fallen lassen, wieder richtig wohlfühlen und Freude empfinden.

Dennoch war mir auch sehr bewusst, dass ich Geld verdienen musste. Also hatte ich die Vorstellung, möglichst schnell eine erfolgreiche Buchautorin zu werden, damit ich damit unser tägliches Brot bezahlen konnte.

Wie so oft im Leben kam es anders als gedacht. Nachdem ich bereits einige Wochen zu Hause war, passierte plötzlich Folgendes: Ich war mit beiden Hunden auf dem Feldweg, den ich so besonders liebte, und plötzlich nahm ich wahr, wie ich aufgefordert wurde, meine Glaubenssätze zu hinterfragen. Ich war total überrascht. Wo kam das denn plötzlich her? Es war, als hätte meine innere Stimme oder jemand aus der geistigen Welt zu mir gesprochen. Zwei Jahre zuvor hatte ich bereits ein ähnliches Erlebnis gehabt. Zu der Zeit wurde ich nachts von einer Stimme aus der geistigen Welt geweckt, die mich aufforderte: »Hol ein Blatt Papier und einen Stift, ich habe dir etwas mitzuteilen!«

Obwohl ich damals so müde war und gar nicht aufstehen mochte, war die Stimme dermaßen hartnäckig, dass ich ihr dann doch folgte. Ich schrieb alles auf, was sie mir diktierte, und am nächsten Morgen fand ich acht, mit meiner Handschrift gefüllte, Din-A4-Zettel direkt neben meinem Bett vor. In diesen Zeilen wurde mir ganz viel Mut gemacht, meinen individuellen Weg zu gehen und weiterhin auf mein Herz zu hören. Ich sollte meiner Berufung folgen, schreiben und zu den Menschen sprechen.

Und nun auf den Spaziergängen wurde ich aufgefordert, meine Glaubenssätze zu hinterfragen. Damit hatte ich mich bis dahin noch nie beschäftigt, und obwohl ich sehr überrascht war, konnte ich nicht anders, als auch das in die Tat umzusetzen.

Drei Monate lang stöberte ich alle Glaubenssätze in mir auf, die ich von meinen Eltern, anderen Familienmitgliedern, von Freunden, den Lehrern, Arbeitgebern und aus den Medien gehört und verinnerlicht hatte. Und ich stellte erstaunt und entsetzt fest, dass sie allesamt nicht stimmten.

»Ein Indianerherz kennt keinen Schmerz!«, hatte mein Vater zum Beispiel immer gesagt. »Warum?«, fragte ich mich und meine Mutter. Und dann erfuhr ich, dass mein Vater mit 15 Jahren in eine Metzgerlehre regelrecht gesteckt wurde, obwohl er doch so tierlieb war. Aber es gab in dem kleinen norddeutschen Dorf, in dem er damals zu Kriegszeiten aufwuchs, keinen anderen Ausbildungsplatz. Bis auf eine Tischlerausbildung, die er so gerne absolviert hätte. Doch die war leider bereits vergeben.

Also musste mein Vater, klein und schmächtig, wie er damals noch als 15-jähriger Junge war, mit bloßen Händen Schweine schlachten, und er litt darunter fürchterlich. Vielleicht hat er den Glaubenssatz aus Selbstschutz geprägt, oder der Metzgergeselle hatte es ihm eingeredet: »Ein Indianerherz kennt keinen Schmerz!« Was für eine Aussage!

»Empfindet ein Indianer tatsächlich keinen Schmerz?«, habe ich mich dann auf den Feldwegen gefragt? »Doch! Natürlich! Also stimmt diese Aussage nicht«, stellte ich erschrocken fest und musste an die Momente denken, in denen ich mir als kleines Mädchen das Knie beim Rollschuhfahren aufschlug und weinte, weil es so weh tat. Meine Eltern lieben mich wirklich von ganzem Herzen, und doch kann ich mich daran erinnern, wie mein Vater dann sagte: »Mädchen, ein Indianerherz kennt keinen Schmerz!«, und meine Mutti, die mir liebevoll ein Pflaster aufklebte, meinte: »So, mein Schatz, und nun reiß dich wieder zusammen.«

Und dann habe ich die Zähne zusammengebissen. Ich wollte stark sein und mir keine Gefühle, schon gar nicht von Hilflosigkeit, Schmerz und Traurigkeit anmerken lassen. »Tapferes Mädchen!«, kam prompt als Lob und ja', das war ich wirklich.

Doch wo hatte es mich hingeführt? Jahrzehnte später lud ich mir ein Aufgabenpensum mit Kindern, Küche und Karriere auf, das sonst vielleicht nur zwei Menschen hätten schaffen können, wenn überhaupt.

Aber da ein Indianderherz ja nun einmal keinen Schmerz kannte und sich das Mädchen immer brav zusammenriss, verfolgte ich damals, als die Kinder noch kleiner waren, zehn Jahre lang meine Karriere bis zum Umfallen – wie es dann ja auch geschah.

Doch nun befand ich mich auf den täglichen Spaziergängen mit unseren beiden Hunden in einer Art meditativem Zustand. Und nachdem ich in den ersten drei Monaten meine Glaubenssätze entlarvt und hinterfragt hatte, wurde ich im Laufe der nächsten Monate und Jahre aufgefordert, meine Gedanken, Emotionen, Sichtweisen, Wahrnehmungen und kollektive Themen wie Zeit, Geld und Arbeit zu hinterfragen. Ich stöberte auf diese Weise viele Anteile meines konditionierten Musters auf und schaute mir mit neuen Augen das kollektive Massenbewusstsein an. Auf diese Weise veränderte sich mein Weltbild um 180 Grad.

Mit zunehmendem Selbststudium erhielt ich immer mehr Botschaften aus der geistigen Welt und staunte über den Kontakt zu Engeln, Erzengeln und aufgestiegenen Meistern. Mit der Zeit gehörten sie genauso zu meinem Leben, wie meine Kinder, meine Mutter und wenige Freunde.

Mein Horizont erweiterte sich ständig, und ich erkannte mehr und mehr, wie begrenzt ich zuvor gelebt hatte. Ich fühlte mich plötzlich, sinnbildlich gesehen, wie ein wunderschöner, facettenreicher Paradiesvogel, der zuvor mit eingeklappten Flügeln in einem viel zu engen Käfig gelebt hatte. Und so öffnete ich mich jeden Tag aufs Neue für spannende Erkenntnisse, verarbeitete sie, so gut ich konnte, und schrieb sie aus dem Herzen nieder.

Auch wurden mir Inhalte direkt von der geistigen Welt durchgegeben. Auf diese Weise sind viele meiner Bücher entstanden. Im Laufe der Jahre entwickelten sich daraus meine Coachings, Seminare, Bücher und Filme.

Es war wirklich eine entrückte Zeit, und ich kann mich noch gut daran erinnern, wenn meine Mädchen mittags nach Hause kamen und ich sie fragte: »Na, ihr meine Lieben. Wie war es denn heute in der Schule?« Irgendetwas hatten sie immer zu berichten: »Wir haben eine Arbeit zurückbekommen. Wir schreiben nächste Woche eine, was auch immer …«

Und dann waren sie so lieb und fragten mich, was ich erlebt hatte, und ich antwortete zum Beispiel: »Ich bin heute meinem Schmerz begegnet, und er hat mir so vieles erzählt.« Oder: »Erzengel Raphael hat zu mir gesprochen …«

Auch kam jeden Montag meine Mutter zu Besuch, und ihre erste Frage lautete: »Was gibt es Neues von deinen Engeln?« Während der langen Spaziergänge durfte ich ihr dann jedes Mal alle Erlebnisse erzählen, und meine Mutter sog sie jedes Mal auf wie einen Schwamm.

An dieser Stelle möchte ich mich noch einmal ganz herzlich bei meinen Kindern und meiner Mutti für ihre Stärke bedanken, mit der sie mich in dieser besonderen Lebensphase aushalten und sich mit mir drehen und weiterentwickeln konnten. Deshalb kann ich heute behaupten, dass wir vier Mädels immer wieder unserem Herzen folgten und dafür sehr belohnt wurden. Auch, wenn uns der Verstand oftmals für verrückt erklärte.

2010 erhielt ich dann von der geistigen Welt den Auftrag, die »SCHULE DES LEBENS nach Kirsten Jebsen« zu gründen, was ich auch in die Tat umsetzte. Ich durfte seitdem viele Menschen durch ein »Angeleitetes Selbststudium der Bewusstseinsentwicklung« führen und miterleben, wie sehr die Teilnehmer ins Fühlen kamen, in ihr Herz fanden und ihr Leben in persönlicher, gesundheitlicher, beruflicher und partnerschaftlicher Hinsicht zum Positiven wendeten.

Aufgrund meiner eigenen Weiterentwicklung gibt es seit Anfang 2019 die »SCHULE DES GLÜCKLICHEN LEBENS nach Kirsten Jebsen«. Ergänzend zu der Transformationsarbeit nehme ich telepathischen Kontakt zu der geistigen Welt für Menschen, Tiere und die Pflanzenwelt auf.

Meine intensiven Erfahrungen trugen dazu bei, dass ich Sophia damals Mut machen konnte, auch ihre zweite Ausbildung abzubrechen. Bedingt dadurch, dass ich gelernt hatte, vertrauensvoll auf mein eigenes Herz zu hören, war ich in der Lage, meine Tochter darin zu unterstützen, das Gleiche zu tun. Was für ein Segen, denn sonst hätten wir dieses Buch in seiner jetzigen Form nicht schreiben können.

Seit 2016 haben Sophia und ich zusammen ein Seelenatelier in Bleckede. Sophia führt dort die Ausbildungen zur Tierkommunikation durch, und ich unterstütze Menschen mit meiner »SCHULE DES GLÜCKLICHEN LEBENS nach Kirsten Jebsen« darin, vertrauensvoll ihren eigenen, ganz individuellen Weg aus dem Herzen zu gehen.

Liebe Leserin und lieber Leser, nun habe ich Ihnen einen kleinen Einblick von unserem bisherigen Weg gegeben.

Wir möchten Ihnen ganz viel Mut machen, immer wieder auf Ihr Herz zu hören. Ihr Herz allein weiß, was wirklich Ihrer individuellen Wahrheit entspricht und was nicht. Die Stimme des Herzens ist zwar sehr leise, doch mit etwas Übung werden Sie gar nicht mehr anders können, als auf Ihren inneren Ruf zu hören und auch dementsprechend zu handeln.

Und wenn Sie das praktizieren, ebenso wie Ihre Liebsten und vielleicht immer mehr Menschen auf diesem Planeten, wird sich unsere Welt stetig mehr zum Guten wenden. Dann können unsere Kinder und Kindeskinder in einer liebevollen und friedlichen Welt für die Menschen und Tiere leben. Und jeder Einzelne von uns hat seinen Teil dazu beigetragen.

Wir freuen uns sehr darüber, wenn auch Sie dabei sind, und bedanken uns bei Ihnen sehr herzlich für das Lesen und Verinnerlichen dieser Zeilen.

Der vertrauensvolle Weg zur Berufung

Die Jugendlichen werden schon während ihrer Schulzeit mit der Frage konfrontiert: Welche Berufe sind gerade gefragt? Was machen die anderen, und womit kann viel Geld verdient werden? Doch diese Herangehensweise birgt schon die Gefahr in sich, nicht wirklich ehrlich zu sich selbst zu sein. So ähnlich ging es auch Sophia. Nach dem Abitur wollte sie Tieren helfen und zu deren Heilung beitragen. Doch wie? Ein klassisches Tiermedizinstudium kam für sie nicht infrage. Als Bereiterin oder Tierpflegerin zu arbeiten, wollte sie auch nicht. So kam die Idee auf, eine Ausbildung als Arzthelferin in einer Tierarztpraxis zu absolvieren. Das war zwar nicht genau das, was Sophia aus tiefstem Herzen wollte, doch da es offensichtlich keine bessere Alternative gab, unterschrieb sie ihren Ausbildungsvertrag und fing in einer Tierarztpraxis an.

Nachdem Sophia zwei Monate in der Praxis gearbeitet hatte, war sie aufgrund von inneren und äußeren Konflikten dermaßen unglücklich und traurig, dass ihr nur noch eine Kündigung des Arbeitsverhältnisses als einzige Möglichkeit erschien.

Denn es gab Situationen, die sich für Sophia absolut nicht stimmig anfühlten. So sollte zum Beispiel eines Tages ein Hund eingeschläfert werden. Als Assistentin war es Sophias Aufgabe, dieses Tier festzuhalten. Doch sie spürte intuitiv, dass dieser Hund überhaupt noch nicht bereit war zu gehen. Hilflos sah sie sich in der fremdbestimmten Situation zwischen dem Hund, ihrer Arbeitgeberin und der Halterin. Sophia konnte nicht anders, ihr liefen dicke Tränen über die Wangen, während das Tier, ausgelöst durch die Spritze, starb.

Im Anschluss daran maßregelte die Ärztin Sophia. Sie war der Meinung, dass Tränen unprofessionell seien. Sie als Arbeitgeberin würde dieses Verhalten nicht tolerieren.

Auch gab es Situationen, in denen Tiere, zum Beispiel nach medikamentöser Behandlung einer Pilzerkrankung recht schnell erneut an einer Pilzinfektion litten. Auch hier erkannte Sophia intuitiv, dass der Körper des Tieres damit etwas zu erkennen geben wollte. Stattdessen wurden erneut Chemikalien eingesetzt, die weiterhin nur die Symptome unterdrückten und nicht die Ursache des Konfliktes behoben, den der Tierkörper jedoch offensichtlich zum Ausdruck bringen wollte.

Nach diesen Erfahrungen hatte Sophia die Hoffnung, in einer anderen Arztpraxis besser aufgehoben zu sein, und brach ihren ersten Ausbildungsplatz ab.

Nachdem sie nach kurzer Zeit einen neuen Arbeitgeber fand, stellte sie in den darauffolgenden vier Monaten erneut fest, wie sehr sie sich auch hier verdrehte und verbog. Sie wurde nervlich zunehmend instabiler und litt unter ständigen Bauchschmerzen. Jeden Morgen fuhr sie verzweifelter zur Arbeit. Sophia wollte ihre Pflicht erfüllen und eine gute Mitarbeiterin sein, spürte jedoch immer mehr, wie unstimmig sich diese Arbeit für sie anfühlte.

Aufgrund meines eigenen Weges, der Jahre zuvor ähnlich verlaufen war, konnte ich Sophia gut verstehen und sprach ihr Mut zu. Ich empfahl ihr, alles loszulassen, sich nur noch Gutes zu tun, indem sie kompromisslos ihrem Herzen folgte.

Daraufhin kündigte Sophia auch das zweite Arbeitsverhältnis und blieb zu Hause. Nun erst erkannte sie, wie sehr sie nicht nur unter der falschen Berufswahl gelitten hatte, sondern dass auch die Trennung ihrer Eltern überhaupt noch nicht richtig verarbeitet war. Da zwei Jahre zuvor auch noch ihr geliebter Yogi verstorben war, war es nun notwendig und sehr heilsam für Sophia, in der geborgenen Atmosphäre ihres Zuhauses bleiben zu können, um ein stabiles emotionales und seelisches Gleichgewicht entwickeln zu können.

In dieser Zeit gewann Sophia die Stärke, absolut bei sich selbst zu bleiben und zu sich zu stehen. Viele ihrer Freunde und auch entfernte Familienmitglieder fragten dennoch zum Beispiel: »Wie geht es denn nun weiter, und was soll aus dir werden?« Doch da Sophia zu dem Zeitpunkt noch keine konkrete Idee von ihrer beruflichen Zukunft hatte, konnte sie darauf auch keine klare Antwort geben. Rückblickend betrachtet, gab ihr diese Situation die Gelegenheit, ein tiefes Vertrauen zu sich und dem Leben zu entwickeln.

Auch, wenn das Erlebnis mit Yogis Tod noch immer sehr schmerzte, brachte sie den Mut auf, erneut ihrem Herzen zu folgen und sich für einen zweiten Friesen zu öffnen. So kam Amadeus in unser Leben. Es folgten zwölf Monate, in denen Sophia von zu Hause mit viel Zeit und Geduld intensiv mit Amadeus arbeitete. Und dann eines Tages war es so weit. Sophia und ihr Pferd hatten so viel Vertrauen zueinander aufgebaut, dass sie Amadeus ganz alleine und auf sanfte Weise einreiten konnte.

In dieser Zeit entspannte sich Sophia mit jedem Tag zunehmend mehr und plötzlich, nach einem Jahr, geschah augenscheinlich ein Wunder, was im Grunde gar keines war: Eine Bekannte von uns erzählte von einer Ausbildung zur Tierkinesiologin. Obwohl Sophia nicht wirklich wusste, was diese Arbeit beinhaltete, meldete sie sich spontan dort an. Gleich während des ersten Seminars erlernte Sophia die Tierkommunikation und spürte sofort, dass dies der Schwerpunkt ihrer zukünftigen Arbeit mit Tieren sein würde. Zusätzlich absolvierte sie noch ein Fernstudium zur Tierpsychologie in der Schweiz. Eineinhalb Jahre später hatte Sophia alle Ausbildungen erfolgreich und vor allem glücklich absolviert.

Diese Erfahrung ist eine wunderbare Bestätigung dafür, dass Sophia nur deshalb wieder glücklich wurde, weil sie den Mut hatte, ihre Ausbildungen abzubrechen, sich eine Auszeit zu nehmen, um dann mit neuem Schwung, weiterhin ihrem Herzen folgend, sogar ihre Berufung finden zu können.

Wie oft verdrehen und verbiegen wir Menschen uns, weil wir glauben, es tun zu müssen? Doch damit unterstützen wir eine bestimmte Ursache, nämlich einen Mangel an Eigenliebe und Selbstwert, und empfangen genau die entsprechende Wirkung in Form einer Resonanz. Da Sophia aus Liebe zu sich selbst diesen beschriebenen Weg gegangen war, wurde sie nun vom Leben reich beschenkt.

Sie war erst Anfang zwanzig, als sie ihre Ausbildungen abgeschlossen hatte und sich selbstständig machte. Doch wer würde sie als solch junge selbstständige Frau ernst nehmen? Diese Gedanken führten zu neuen Zweifeln. Wieder blieb sich Sophia treu und entschied erneut, dass sie weiterhin ihrem Herzen folgen und Tieren bei deren Heilung helfen wolle. Und dies trotz ihres jungen Alters und möglicher Meinungen anderer.

Und dann ging es schon los. Das Leben schickte Sophia einen Coach als Geschäftspartnerin, die Führungskräfte mit Pferden unterrichtete und hierfür noch eine passende Partnerin suchte.

Zeitgleich eröffneten wir aus Liebe zu den Tieren ein veganes Restaurant, in Kombination mit einem kleinen Seminarhotel. Auf diese Weise lernten viele Menschen, die großes Interesse an der Tierkommunikation hatten, Sophia kennen.

Eines Tages wurde Sophia von einem Gast gefragt, ob sie auch zusätzlich die Tierkommunikation lehren würde. So war die Idee für ein eigenes Ausbildungskonzept geboren, und schon kurz darauf führte Sophia in den vorhandenen Seminarräumen Ausbildungen zur Tierkommunikation durch.

Nachdem Sophia bereits drei Jahre als Tierkommunikatorin selbstständig gearbeitet hatte, belasteten sie die unregelmäßigen Einnahmen zunehmend. Mal hatte sie viele und dann auch wieder kaum Aufträge, und es wurde in diesen Zeiten finanziell sehr eng.

Entschieden wünschte sich Sophia deshalb vom Universum regelmäßige Aufträge. Herzenswünsche werden tatsächlich wahr. Nur kurze Zeit später meldete sich »SPIEGEL TV« bei ihr. Aus unerklärlichem Grund, wie die Journalistin selber meinte, wäre sie auf Sophias Homepage gelandet und so sehr interessiert an ihrer Arbeit gewesen, dass sie einen Beitrag darüber machen wolle. Sophia konnte es kaum glauben und bedankte sich mindestens hundert Mal beim Universum. Mit großer Freude empfing sie nur wenige Tage später ein sehr freundliches Kamerateam in ihrem Zuhause und es gab von Sophias Arbeit als Tierkommunikatorin einen ersten Filmbeitrag im Fernsehen. Doch der gewünschte Erfolg blieb aus. Es gab kaum eine Rückmeldung, und Sophia war enttäuscht und traurig. So hatte sie sich das doch nicht gewünscht! Sie wollte regelmäßig arbeiten und Aufträge erhalten, damit sie vielen Tieren helfen konnte.

Sophia ließ sich nicht beirren und ging noch tiefer in ihr Vertrauen. Konsequent legte sie sehr viel Energie auf ihren Herzenswunsch. Und was passierte?

Na klar, das Universum reagierte. Drei Monate später meldete sich »SAT.1 Frühstückfernsehen« bei ihr, und nachdem dieser Filmbeitrag gezeigt worden war, kam auch noch die »Bild«-Zeitung auf Sophia zu. Sehr freundliche Journalisten, Redakteurinnen und Kameramänner durften wir in dieser Zeit bei uns zu Hause mit Kaffee und Kuchen bewirten. Wir hatten alle viel Spaß dabei. Und der »Bild«-Zeitungsartikel wurde ein Volltreffer! Von dem Tag an konnte Sophia sich kaum noch vor Aufträgen retten. Daraufhin folgten weitere Fernsehauftritte, eine Radiosendung und zusätzliche Interviews für etliche Zeitschriften.

Sophias Herzenswunsch ging somit in Erfüllung, und deutschlandweit entstand ein treuer Kundenstamm, den Sophia seitdem täglich mit ihrer Herzensarbeit erfolgreich begleiten und unterstützen darf.

Herzlichen Dank, liebes Universum.

Zusätzlich zu dem glücklichen Verlauf von Sophias bisherigem Weg möchten wir noch einmal daran erinnern, wie reich wir Menschen belohnt werden, wenn wir uns selber treu bleiben und auf unser Herz hören.

Solange Sophia dies nicht tat, war sie unglücklich und auch erfolglos. Doch von dem Moment an, in dem sie mutig genug war, ihrem Herzen zu folgen, und alles, was sich nicht länger für sie stimmig anfühlte, auch wirklich losließ, wurde sie wieder gesund, glücklich und zog den Erfolg nur noch so an.

Nach wie vor ist für Sophia die Arbeit als Tierkommunikatorin ein großes Herzensbedürfnis. Damit erinnert sie daran, wie sensibel und feinfühlig die Tiere doch sind.

Wie Sophia zur Tierkommunikation fand

Es war ein heißer Sommertag. Wir fuhren über die Autobahn Richtung Lüneburg und freuten uns auf unser Zuhause. Mein Mann saß am Steuer, während unsere beiden Töchter auf der Rückbank saftige rot-gelbe Äpfel aßen, die ihnen Tante Dörte zum Abschied gepflückt hatte.

Gedankenversunken lehnte mein Kopf an der Seitenscheibe. Zwei sonnige Wochen lagen hinter uns, die wir mit vielen schönen Erlebnissen bei meiner Tante an der Nordsee verbracht hatten.

Diese Frau war absolut einmalig. Jeder Mensch ist natürlich einzigartig, und doch war Tante Dörte eine ganz besonders bemerkenswerte Frau. Wie schaffte sie es bloß, ihre vielen Aufgaben so gut gelaunt unter einen Hut zu bekommen? Sie war Hausfrau und Mutter von vier recht frei erzogenen Kindern und arbeitete zusätzlich, zwischen Kochen, Garten und Fußballspielen, auch noch stundenweise in einer nahegelegenen Seniorenresidenz.

Während ich gedankenversunken in meiner zweiten Heimat Garding verweilte, nahm mein Mann abrupt den Fuß vom Gaspedal und trat auf die Bremse. Jäh in die Gegenwart zurückgeholt, sah ich auf die Fahrbahn und konnte durch tiefliegende Sonnenstrahlen einen Stau erkennen, dem wir nun unfreiwillig entgegenrollten. Wir waren noch immer auf der Überholspur, als unser Wagen zum Stehen kam. Zeitgleich hielt laut quietschend und mit rasselndem Geräusch ein Lastwagen direkt neben uns auf der rechten Fahrbahn an.

Ein flüchtiger Seitenblick genügte, und mein Herz schlug mir bis zum Hals. »Oh nein, nicht auch das noch!«, durchfuhr es mich beim Anblick des Tiertransporters, der nun zum Greifen nahestand. »Hätte es nicht ein ganz normaler Autotransporter sein können?«, raunte ich meinem Mann zu. Es war ein Tiertransporter mit Schafen. Mit genau diesen putzigen, wollweißen Tieren, wie wir sie noch wenige Tage zuvor am Deich in Vollerwick hatten grasen sehen.

Ich erinnere mich gerne daran, wie viel Spaß unsere Mädels mit den Schafen am Deich hatten. Und zu unserer Überraschung ließen sich diese fremden Tiere sogar streicheln. Gerade Sophia konnte schnell Kontakt zu ihnen aufnehmen. Sie liebte Tiere, und das war auch der Grund, weshalb sie bereits mit fünf Jahren verkündete: »Später, wenn ich so groß wie Mama und Papa bin, heile ich Tiere!« Und nun das! Ein Transporter mit lebenden Tieren, wie es auf dem eisernen Schild direkt an einer der Türluken geschrieben stand.

Betretene Stille in unserem Auto. Ich schaute nach links, nach vorne, nach hinten links, nur nicht nach rechts zu den Tieren. Diese standen bei unerträglicher Hitze, dicht an dicht gedrängt, eingesperrt in diesem fahrbaren Gefängnis. Durch rostige Gitterstäbe schauten uns verängstigte Augenpaare an.

Und dann kam es, wie es kommen musste. Sophia stellte mir genau die Frage, die ich in dem Moment am meisten fürchtete: »Mama, was passiert mit den Schafen?« Ich holte tief Luft und rang nach Worten. Nach irgendwelchen Ausflüchten, Umschreibungen, nach allem, was ein kleines Kinderherz nicht aufs Grausamste verletzen könnte. Aber ich wollte dennoch bei der Wahrheit bleiben.

»Warum fragst du?«, raunte ich nach hinten zu unserer Jüngsten, nicht ohne hilfesuchenden Blick zu meinem Mann. »Das Schaf, das dort drüben steht und mir direkt in die Augen schaut, hat gerade etwas zu mir gesagt«, Sophia sprach verhalten. Ich schluckte und wäre am liebsten davongelaufen.

»Was hat es denn gesagt?«, wollte ich wissen, um Zeit zu gewinnen in der Hoffnung, irgendeine gute Lösung möge vom Himmel fallen.

Das Schaf hat zu mir gesagt: »Hilf mir!« Sophia sprach nun ganz aufgeregt, und ihr rannen dabei dicke Tränen über das Gesicht. »Ich kann die Panik und Hilflosigkeit des Schafes spüren. Es fühlt sich völlig ausgeliefert und hat furchtbar große Angst. Das Schaf will da raus und bittet mich um meine Hilfe.«

Wie ein Spieß trafen mich diese Worte mitten ins Herz. Mir wurde heiß und kalt zugleich. Ich hätte schreien mögen. Unerträgliche Hitze auf der glühend heißen Fahrbahn, die vielen vor uns aneinandergereihten Fahrzeuge mit zunehmend ungeduldigeren Insassen und dann auch noch diese schutzlosen, armen Tiere auf dem Weg in ihren Tod.

Heute kann ich mich nicht mehr an den Inhalt meiner stammelnden Worte erinnern. Ich weiß nur noch, dass ich irgendwie versuchte, meiner Tochter so schonend wie möglich zu erklären, dass noch viel zu viele Menschen ohne irgendein Mitgefühl mit Tieren, insbesondere sogenannten Nutztieren, umzugehen pflegten. Wobei an dieser Stelle kaum von Pflege die Rede sein kann.

Tatsächlich glauben immer noch viele Menschen, Tiere hätten weder Gefühle, noch könnten sie denken. Dieser Missstand liegt jedoch nicht an den Tieren, sondern an dem mangelnden Bewusstsein der Menschen. Dass selbst in einem kultivierten Land wie Deutschland täglich Millionen Tiere gequält und getötet werden, damit Menschen sie essen können, versuchte ich eher zu verdrängen, als auszusprechen.

Ich erinnere mich nur noch an das leise Stimmchen meiner Elfjährigen, die nach diesem traumatischen Erlebnis für sich einen nachhaltigen Entschluss fasste: »Ab heute esse ich nie mehr Fleisch!«

Diese Erfahrung, die ich uns am liebsten erspart hätte, löste jedoch einen richtungsweisenden Wechsel für uns aus. Von dem Tag an konnten wir Mädels kein Fleisch mehr essen. Und etwas später erkannten wir, wie wichtig es für Mensch, Tier und die Umwelt ist, sogar ganz und gar auf tierisches Eiweiß zu verzichten.

Als Sophia knapp zehn Jahre später die Ausbildung zur Tierkommunikatorin abschloss, gewannen wir einen tiefen Einblick in die Gedanken- und Gefühlswelt der Tiere. Die direkte Kommunikation mit ihnen ist eine so wertvolle Möglichkeit, den Tieren noch viel näher zu kommen, ihre Eigenarten besser zu verstehen und deren Bedürfnisse und Wünsche zu erfahren. Beeindruckend ist vor allem ihre bedingungslose Liebe, mit der sie uns Menschen begegnen und unterstützen wollen.

Dies alles führte zu unserem Herzenswunsch, dieses Buch zu schreiben. Möge es dazu beitragen, dass sich die Herzen der Menschen mehr und mehr für die Tiere öffnen, indem sie ins Fühlen kommen.

Mit diesem Buch vermittelt Sophia Ihnen unter anderem eine Anleitung zum Erlernen der Tierkommunikation. Aus ihrer täglichen Praxiserfahrung berichtet sie von Fallbeispielen, die verdeutlichen, was die Tiere wahrnehmen, wie sehr sie fühlen und denken können.

Auch schreibt Sophia über die Sterbephasen und vermittelt eine Herangehensweise, mit der Kontakt zu verstorbenen Tieren aufgenommen werden kann.

Meinen Part als Coach und Bewusstseinstrainerin sehe ich in diesem Buch unter anderem darin, tiefer hinter die Kulissen zu schauen und Zusammenhänge zwischen Ursache und Wirkung in unserem Leben zu verdeutlichen. Diese mögen Ihnen dabei behilflich sein, für sich selbst, die Tiere und letztendlich vielleicht sogar den Rest der Welt ein größeres Verständnis und Mitgefühl zu bekommen.

Und nun kommen wir zu unserem großen Anliegen. Bitte verinnerlichen Sie dieses Buch mit Ihrem Herzen und kommen Sie dabei stetig mehr ins Fühlen. Damit tragen Sie zu einem liebevolleren und friedlicheren Umgang mit Tieren bei.

Herzlichen Dank und viel Freude beim Lesen wünschen Ihnen
Sophia Eickelpoth-Rauer und Kirsten Jebsen

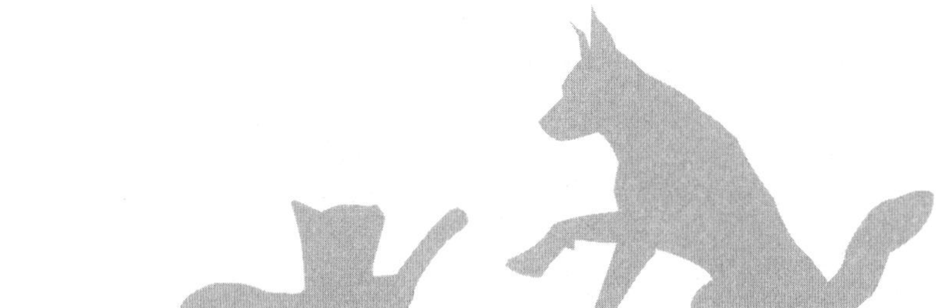

Tierkommunikation funktioniert tatsächlich

Ein Aha-Erlebnis

Bonny war die kleine West-Highland-Terrier-Hündin meines Freundes. Häufig fraß sie auf Spaziergängen in unbeobachteten Momenten herumliegende Dinge und bekam kurze Zeit darauf starke Bauchschmerzen.

Ansonsten war sie ein springlebendiges Tier, voller Spaß und Freude. Eines Tages jedoch war es mal wieder so weit, dass Bonny mit gesenktem Kopf durch das Haus schlich. Diese Situation hielt länger als sonst an, und bevor wir zum Tierarzt fuhren, bat ich Sophia, mit Bonny Kontakt aufzunehmen. Meine Tochter hatte erst kurze Zeit zuvor die Ausbildung zur Tierkommunikatorin abgeschlossen, und dieses Thema war auch für mich zu dem Zeitpunkt noch sehr neu. Zugegebenermaßen war ich etwas skeptisch.

Ich erzählte Sophia am Telefon von Bonnys Bauchschmerzen und dass es ihr wirklich sehr schlecht gehen würde. Wir beendeten unser Telefonat, und während meine Tochter Kontakt zu Bonny aufnahm, wartete ich unterdessen im Erdgeschoss auf ihren Rückruf, ohne den Raum zu verlassen. Als sie mich kurze Zeit darauf zurückrief, war ich über Bonnys Aussagen sehr verwundert. Die Hündin hatte zu Sophia gesagt:

»Dieses Mal waren meine Bauchschmerzen extrem stark, aber jetzt hilft mir die Wärme.« Ergänzend fügte sie noch hinzu: »Und die ruhige Musik tut mir auch richtig gut. Es geht mir schon deutlich besser.«

Ich verstand beim besten Willen nicht, was Bonny damit sagen wollte. Nachdem Sophia und ich das Telefonat beendet hatten, ging ich zurück ins Wohnzimmer. Unter einer dicken Wolldecke lag dort mein Freund auf dem Sofa und Bonny auf seinem Bauch. Bei klassischer Musik genossen beide entspannt ihre Zweisamkeit.

Dieses Erlebnis ist mir deshalb so sehr in Erinnerung geblieben, weil es ein wahres Aha-Erlebnis für mich war. Von da an wusste ich, dass die Tierkommunikation tatsächlich funktioniert.

Tierkommunikation erlernen

Nun kommen wir zum Erlernen der Tierkommunikation. Wir möchten Sie ermutigen, Ihre Wahrnehmung zu erweitern und den direkten kommunikativen Austausch mit Tieren zu genießen.

Warum Genuss? Weil Sie zusätzlich zur Kommunikation mit Menschen nun auch die Gelegenheit erhalten, mit der Gefühls- und Seelenwelt der Tiere Kontakt aufzunehmen.

Menschen, die ausgelöst durch die Tierkommunikation erfahren, wie unsere Freunde – die Tiere – wirklich fühlen und denken können, erhalten ein noch viel tieferes Empfinden von Zuneigung und Respekt für sie. Idealerweise entwickelt sich daraus das Bedürfnis, zu einem neuen, weitaus faireren Miteinander zwischen Mensch und Tier beitragen zu wollen.

Was ist Tierkommunikation?

In der Tierkommunikation wird ein telepathischer Kontakt zu dem Tier hergestellt. Auf diese Weise können zum Beispiel Wünsche, Bedürfnisse und Ängste des Tieres und auch von dessen Halter direkt besprochen werden. Ebenso, wie zwischen zwei Menschen ein Gespräch zur Klarheit führen kann, trägt auch eine Kommunikation mit dem Tier zu einem verständnisvolleren und harmonischeren Zusammenleben bei.

Während einer Tierkommunikation wird der sechste Sinn beansprucht. Er war schon immer vorhanden, auch wenn der größte Teil der Menschen überwiegend nur fünf Sinne – Hören, Riechen, Schmecken, Fühlen und Sehen – nutzt. Aufgrund der menschlichen Konditionierung, die einem Programm gleicht, haben viele den Zugang zu ihrem sechsten Sinn, der Intuition, verlernt und vertrauen nur dem, was ihnen ihre fünf Sinne vermitteln. Nach dem Motto: »Ich glaube nur das, was ich sehen und anfassen kann!« Die Intuition wird zum Beispiel als Eingebung oder als innerer Impuls empfunden und äußert sich als ein untrügliches Bauchgefühl oder eine unerklärliche Gewissheit.

Dennoch werden diese Empfindungen sehr schnell von der linken Gehirnhälfte (Verstand, Denken, Fakten) dominiert. Der Verstand behauptet dann zum Beispiel: »Das kann gar nicht sein, du bildest dir das nur ein …« Aufgrund von Erziehung, Prägung und Glaubensmustern sind die meisten Menschen sehr stark nur auf die linke Gehirnhälfte fixiert. Unsere rechte Gehirnhälfte (Gefühl, Spüren, Kreativität) möchte jedoch ebenso im täglichen Leben mit einbezogen werden. Von daher ist es von großem Vorteil, wenn beide Gehirnhälften in einem ausgewogenen Gleichgewicht sind.

Während einer Tierkommunikation wird überwiegend die rechte Gehirnhälfte genutzt. Mit ihr ist es möglich, telepathischen Kontakt zu dem Tier aufzunehmen. Bei einigen Menschen geht die Kontaktaufnahme sehr schnell, andere brauchen etwas mehr Zeit und Übung. Doch jeder Mensch kann sie erlernen, vorausgesetzt, er ist bereit und offen dafür.

Morphogenetisches Feld

Das morphogenetische Feld besteht aus Energie und Informationen. Jedes Lebewesen ist mit ihm verbunden. Ganz gleich, ob Mensch, Tier oder Pflanze, ein Individuum gibt seine Informationen, zum Beispiel in Form von Gedanken, Gefühlen und Empfindungen, in dieses große Energiefeld hinein.

Es wird davon ausgegangen, dass die Natur ein Gedächtnis besitzt. Alle natürlichen Systeme wie Menschen, Tiere und Pflanzen übernehmen demnach von jeglichen früheren Exemplaren ihrer Art, wann und wo diese auch immer existierten, eine kollektive Erinnerung. Diese wird durch Wiederholung stetig weiter ausgeprägt. Die Natur oder Eigenart ist also ein Ergebnis der Gewohnheit.

Ein junger Spatz zum Beispiel wird sich bei der Futtersuche, beim Putzen und Nisten so verhalten, wie es für Spatzen typisch ist und sie es gewohnt sind. Diese haben den Instinkt, sich an der kollektiven Erinnerung ihrer Art zu orientieren und dementsprechend zu verhalten.

Erlernt eine große Anzahl von Individuen Neues, übernimmt das Kollektiv diese Informationen ebenso. So wurde festgestellt, dass Vogelarten an bestimmten Orten eine Fertigkeit erlernten und bereits kurze Zeit darauf dieselbe Vogelart – auch mit großer Entfernung – eben diese Fertigkeit aufwiesen. Und das, obwohl der Flugradius der Vögel weitaus geringer war.

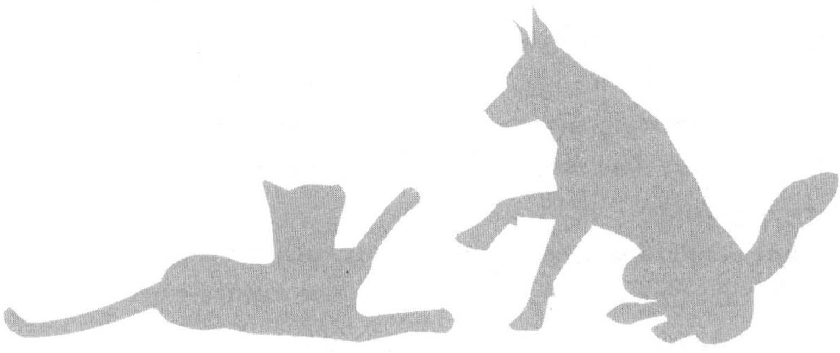

Ethik

Auf unserem Planeten Erde lebt die Menschheit gegenwärtig in der Dualität. Das bedeutet, dass wir Menschen die Wahl haben und entscheiden können, mit welchem ICH wir uns identifizieren. So gibt es das wahre und das persönliche ICH. Das wahre ICH ist das göttliche ICH. Diese ICH-BIN-Gegenwart beruht auf ihrer wahren Essenz, die zum Beispiel Liebe, Licht, Freiheit, Frieden, Freude, Fülle, Reichtum, Leichtigkeit, Schönheit, Harmonie, Reinheit und Grenzenlosigkeit ist. Ein Mensch, der sich mit seinem wahren ICH identifiziert, ist in seiner Eigenliebe und seinem Selbstwert angekommen. Er denkt, spricht, fühlt, glaubt und handelt liebevoll aus seinem Herzen und geht dementsprechend achtsam mit allen anderen Lebewesen um.

Das andere persönliche, konditionierte ICH wird auch als Ego bezeichnet. Dieses persönliche ICH basiert auf Angst und Mangel. Menschen, die sich mit ihrem Ego identifizieren, können die Tiefe ihrer Liebe zu sich selbst und anderen Lebewesen kaum oder gar nicht fühlen. Sie orientieren sich eher an der Oberfläche und streben zum Beispiel nach Macht und Profit, gesellschaftlichem Ansehen und Anhäufung von Besitztümern. Auch haben sie eine starke Gier nach Geld. Dies geschieht meistens sehr zum Leid und auf Kosten anderer Lebewesen.

Zum jetzigen Zeitpunkt identifizieren sich die meisten Menschen der Weltbevölkerung noch immer mit ihrem Ego.

Da der größte Teil der Menschheit zurzeit eher einen Mangel an Eigenliebe, Nächstenliebe, Selbstwert und Frieden in sich spürt, ist dies eine Erklärung dafür, warum auf diesem Planeten so viele Menschen und auch eine unvorstellbar hohe Anzahl von Tieren furchtbar leiden müssen.

Mit zunehmendem Bewusstsein nimmt der Mensch jedoch immer mehr seine Eigenverantwortung wahr. Er hinterfragt seine Gedanken, Gefühle, Worte, Glaubensmuster und sein Handeln mit dem Herzen und wandelt vieles in seinem Leben zum Positiven um – zum Wohle eines liebevollen und friedlichen Mit- und Füreinanders. In diesem Bewusstseinswandel befindet sich gegenwärtig die Menschheit. Täglich werden immer mehr Menschen wach und spüren in ihrem Herzen, dass sie für sich selbst und die Welt etwas zum Guten wenden wollen.

Nun folgen einige Aspekte, die für den Tierkommunikator im Umgang mit dem Tier und Halter sehr wichtig sind:

Respektvolles Verhalten gegenüber Tier und Halter

Ein Tierkommunikator ist frei von Bewertung. Seine Arbeit beruht auf Liebe, Wertschätzung und Fairness. Er dient als Bote für Tier und Halter, indem er Informationen zwischen beiden übermittelt.

Eigenverantwortung beim Tier und Halter lassen

Im Anschluss an eine Tierkommunikation sind Tier und Halter für die erarbeiteten Lösungsmöglichkeiten selber verantwortlich. Gerade als Außenstehender erscheint die Umsetzung oftmals deutlich leichter, als für die betroffenen Menschen und Tiere, solange sie noch in ihrem Konflikt verstrickt sind. Dies muss von dem Tierkommunikator akzeptiert werden. Er darf seine eigenen Vorstellungen weder dem Halter noch dem Tier aufzwingen.

Sophia berichtet aus ihrer Praxis: Hund Ludwig erhält unklare Anweisungen

Dr. Müller ist der stolze Hundehalter eines Hovawarts. Direkt von der Züchtung kommend, wuchs der kleine Ludwig bei ihm auf. Dr. Müller hatte sich zum Ziel gesetzt, dem kleinen Ludwig alles selber beibringen zu wollen. Doch mit zunehmender Größe und Temperament des Hundes konnte Dr. Müller seinen Hund kaum noch an der Leine führen. Da er bereits im Ruhestand war, bedeutete es für ihn einen enormen Kraftaufwand, der Dynamik seines Hundes standzuhalten.

Während der Kommunikation wurde deutlich, dass der Hund Ludwig unter den unklaren Anweisungen seines Halters litt und sich Klarheit wünschte. Daraufhin machte ich meinem Klienten Dr. Müller den Vorschlag, er möge mit Ludwig zu einem Hundetrainer gehen, damit das Zusammenspiel zwischen ihm und seinem Hund deutlich angenehmer werden könnte. Leider lehnte er jedoch meinen Vorschlag ab, da es seiner Überzeugung entsprach, Ludwig alleine erziehen zu können. Auch wenn ich beiden etwas anderes wünschte, akzeptierte ich diese Entscheidung.

Tierkommunikation nur mit Einverständnis des Halters

Es darf nur mit Tieren Kontakt aufgenommen werden, deren Halter zuvor ihr Einverständnis dafür erteilt haben. Würde ohne Erlaubnis mit dem Tier kommuniziert werden, könnte der Tierkommunikator zwar die Aussagen des Tieres annehmen, sie jedoch nicht an den Halter weitergeben. Damit hätte sich trotz Kommunikation für das Tier nichts geändert. Dies könnte sich negativ auf dessen Motivation, Gemüts- und Gesundheitszustand auswirken. Auch um die Privatsphäre des Halters zu wahren, ist es wichtig, dessen Einverständnis für ein Gespräch mit seinem Tier zuvor einzuholen.

Anders ist es jedoch bei freilebenden oder gefundenen Tieren. In diesem Fall gibt es weder einen erkennbaren Tierhalter noch einen Verantwortlichen, der um Erlaubnis gefragt werden könnte. Hier besteht nur die Möglichkeit, eigenmächtig mit dem Tier zu kommunizieren, damit zu seinem Wohl beigetragen werden kann.

Eigene Empfindungen sollten überprüft werden

Vor einer Tierkommunikation ist es notwendig, eigene Gedanken loszulassen und sich komplett frei für die Kommunikation mit dem Tier zu öffnen. Nur so wird ein unverfälschtes Resultat erzielt.

Hat ein Tierkommunikator selber ungeklärte Themen in seinem Leben, ist es wichtig, dass er während der Kommunikation so neutral und unvoreingenommen wie möglich ist. Ansonsten können Interpretationen entstehen, die in das Tier oder den Halter hineinprojiziert werden.

Frei von vorgefasster Meinung sein

Vor der Tierkommunikation findet ein persönliches Gespräch oder ein Austausch per E-Mail mit dem Tierhalter statt. Darin enthalten sind wertvolle Informationen über das Tier, die einen Einblick in dessen Vorgeschichte geben, ebenso in sein Verhalten, die Eigenarten und in aktuelle Themen. Diese nimmt der Kommunikator wertfrei an und berücksichtigt sie im Gespräch mit dem Tier.

Sophia berichtet aus ihrer Praxis: Hund Bruno ist es zu warm

Bruno war ein großer, kräftiger, weißer Schäferhund. Es war Winter, als mich Helga, seine Halterin, anrief. Sie fühlte sich sehr schlecht, weil Bruno nicht nur bei den eisigen Tagestemperaturen draußen in seiner Hundehütte sein wollte, sondern auch nachts, wenn es klirrend kalt war. Weiter erzählte sie mir, dass sie und ihr Mann sehr stolz auf ihren neuen dänischen Ofen seien, der nicht nur das Wohnzimmer, sondern das ganze Haus mit seiner wohligen Wärme versorgte. Eigens für Bruno hatten sie eine große kuschelige Decke einladend direkt vor den Ofen gelegt. Selbst, wenn ihm dieser Platz zu warm sein sollte, luden viele andere gute Möglichkeiten in dem geräumigen Haus dazu ein, damit sich Bruno Tag und Nacht in der Winterzeit geborgen und warm aufgehoben fühlen konnte.

Doch es kam ganz anders. Mit allen möglichen Leckereien, selbst Brunos Lieblingsknochen, versuchten sie vergeblich, ihn in das warme, gemütliche Friesenhaus zu locken. Als die Außentemperaturen stetig fielen, konnte Helga nicht mehr ruhig schlafen. Bei der Vorstellung, ihr geliebter Bruno würde draußen mutterseelenallein in seiner Hütte liegen, fand sie kaum noch in den Schlaf. Bei Minusgraden knapp unter null hatte Tom noch gescherzt und gemeint, dass ein echter Schäferhund hart im Nehmen sei. Doch als die -10-Grad-Grenze erreicht war, machte auch er sich Sorgen um die Gesundheit seines Hundes, der wie ein Kind die Dreierkonstellation der Familie ergänzte.

Bei der Vorstellung, dass ein Tier bei diesen eisigen Temperaturen draußen liegen musste, bekam ich ebenfalls großes Mitgefühl. Deshalb war ich sehr auf die Kommunikation mit Bruno gespannt.

Als ich Zeit und Ruhe hatte, stellte ich mein Telefon ab, holte mir ein Glas Wasser, setzte mich an meinen Schreibtisch, zündete eine Kerze an und führte mein gewohntes Tierkommunikationsritual durch. Ich nahm das Foto von Bruno in die Hand und ging in Kontakt mit ihm. (Auf die einzelnen Herangehensweisen gehe ich später noch näher ein, siehe Seite 69.) Nachdem ich mich dem Hund vorgestellt hatte, fragte ich ihn, ob er mit mir sprechen möchte. Dies bejahte er sofort in einer heiteren gelassenen Art.

Zu meiner Überraschung war der Schäferhund völlig entspannt. Er schien sehr zufrieden und glücklich zu sein. »Ich habe alles, was ich brauche, damit ich mich wohl fühle. Meine Hütte ist ideal für mich, ich liege dort weich, warm und trocken.«

»Aber in dem Haus wäre es doch deutlich wärmer, weicher und trockener«, fiel mir dazu nur noch ein und Bruno antwortete: »Glaube mir, es geht mir sehr gut. Ich mag die warme Luft in dem Haus nicht. Es ist mir darin viel zu warm. Auch vermisse ich meine beiden Tierhalter nicht, wenn ich hier draußen alleine liege. Im Gegenteil. Ganz unter uns, ich fühle mich deutlich entspannter, wenn ich für mich sein kann. Tom und Helga sind liebe Menschen, und ich bin froh, hier zu sein. Und doch streiten die beiden recht viel miteinander, und das mag ich mir weder anhören noch antun. Hier draußen habe ich meine Ruhe, ein dickes Fell sowieso, und meine kleine Hütte liebe ich. Auch genieße ich die Dunkelheit. Und natürlich habe ich keine Angst. Die habt ihr Menschen so schnell, mir geht es hier wirklich gut.«

Ich atmete richtig auf, nachdem ich diese Antwort erhalten hatte. Auch, wenn mir Bruno anfänglich ebenfalls leidgetan hatte, wurde mir noch einmal bewusst, wie wichtig es war, nichts in ein anderes Lebewesen hineinzuinterpretieren. Helga und Tom waren ebenfalls spürbar erleichtert, als ich ihnen von Brunos Einstellung berichtete.

Daraufhin konnte Helga wieder ruhiger schlafen, und ihr und Tom wurde bewusst, dass es nun wirklich an der Zeit war, gemeinsam einen Paartherapeuten aufzusuchen. Aus Liebe zu sich selbst, ihrem geliebten Bruno und dem kuscheligen Zuhause samt wunderschönem neuen Ofen.

Dem Tier keine Versprechungen machen

Ebenso wie wir Menschen haben auch Tiere Wünsche und Bedürfnisse. Werden diese während einer Tierkommunikation deutlich, liegt es an dem Kommunikator, sie anzunehmen und zu notieren, jedoch keine Versprechungen zu geben.

Auch wenn großes Mitgefühl für das Tier empfunden wird, ist es wichtig, dass sich der Tierkommunikator an seine Aufgabe als Übermittler erinnert und daran hält.

Die Bedürfnisse des Tieres sehen

Tiere sind Tiere, und Menschen sind Menschen. Beide sind Geschöpfe dieser Welt, haben jeweils eine Seele, ein Herz und ihren ganz eigenen, individuellen Ausdruck.

Während einer Tierkommunikation kann der Eindruck entstehen, es wäre ein Dialog zwischen zwei Menschen. Auch wenn dies nicht der Fall ist, darf im Hinblick auf die Wertigkeit kein Unterschied gemacht werden. Ein Tier wird genauso respekt- und liebevoll behandelt wie ein Mensch. Und dies gilt unabhängig von seiner Größe, Rasse oder Art.

Während der Kommunikation möchte das Tier spüren, dass seine Bedürfnisse ernsthaft verstanden, angenommen und möglichst umgesetzt werden.

Jedes Tier in seiner Einzigartigkeit annehmen

Kein Tier gleicht dem anderen. Und auch, wenn ein Tierkommunikator ähnliche Fragen während mehrerer Kommunikationen stellt, ist es sehr wichtig, immer wieder jedes Tier in seiner Individualität zu sehen.

Wird berücksichtigt, dass ein Tier in seiner Vorgeschichte unter Umständen dramatische, tragische oder traumatische Erlebnisse durchmachen musste, kann das Verhalten eines Tieres leichter verstanden und angenommen werden.

Sophia berichtet aus ihrer Praxis: Hund Eddi ist aggressiv

Zwergpinscher Eddi war ein kleiner, zarter Rüde. Die meisten Menschen würden bei seinem Anblick in die Knie gehen und den kleinen, oftmals zitternden Hund streicheln und am liebsten beschützend auf den Arm nehmen wollen. Und genau das war eines der Probleme, weshalb mich Frau Friedrichs eines Tages anrief. Es war ihr spürbar unangenehm, um Hilfe zu bitten. Sie war eine sehr resolute Frau, wusste immer ganz genau, was sie wollte und was sie von anderen Menschen hielt. Doch wie sie nun mit ihrem geliebten Schatz Eddi umgehen sollte, wusste sie beim besten Willen nicht mehr.

Seit Neuestem ließ sich Eddi kaum noch auf den Arm nehmen. Zuerst knurrte er sie an und schon im nächsten Moment schnappte er sogar nach ihr. Im Umgang mit anderen Personen war es noch viel schlimmer. Eddi entpuppte sich als bissiger Hund, kam nur ansatzweise ein Mensch in seine Nähe. Frau Friedrichs konnte ihren kleinen Liebling draußen schon gar nicht mehr von der Leine lassen. Im Haus musste sie ihn wegsperren, sobald Besuch kam, so angriffslustig war ihr kleiner, sonst so süßer Hund plötzlich geworden.

»Es ist mir sehr peinlich, dass ich es aussprechen muss«, meinte Frau Friedrichs, »aber bitte, verstehen Sie mich richtig. Ich führe ein geordnetes, solides Leben. Ich habe alles im Griff. Mein Mann und ich leben seit nunmehr 45 Jahren zusammen, und wir haben uns so gut wie noch nie gestritten. Wir sind stolz auf das, was wir uns in unserem Leben erarbeitet haben. Und es war nicht immer leicht, das können Sie mir glauben.

Mir ist es wichtig, dass andere Menschen gut über uns sprechen und nun das! Ich liebe diesen süßen kleinen Eddi, aber so, wie er sich aufführt, bringt er mich an den Rand der Verzweiflung. Sein Verhalten ist mir äußerst unangenehm. Was sollen bloß die Leute denken?«

Ich war sehr auf das Gespräch mit Eddi gespannt. Noch am selben Tag nahm ich Kontakt zu ihm auf. »Hallo Eddi, hier ist Sophia. Ich würde dir gerne ein paar Fragen stellen, bist du bereit für ein Gespräch?«

»Was willst du?«, kam zurück, und ich war über die tiefe und abweisende Stimme dieses kleinen, zierlichen Hundes sehr überrascht.

Ich schilderte Eddi die Nöte seiner Halterin, und er sagte: »Die soll mich in Ruhe lassen mit ihrem Getue. Sie behandelt mich, als wäre ich ein Schoßhündchen. Überall schleppt sie mich mit hin. Und das immer auf ihrem Arm. Und dann diese vielen Menschen, die mir ständig über den Kopf streicheln wollen. Und sie stinken auch noch so intensiv nach allem Möglichem. Ich kann das kaum noch ertragen. Die Lautstärke, mit der die Menschen sprechen, dieser zwanghafte Griff, mit dem mich mein Frauchen unter den Arm klemmt, und dieses ewige Vorführen. Ich beiß sie alle weg! Ich kann nicht mehr. Die sollen mich in Ruhe lassen. Und noch was. Es macht mir mittlerweile sogar richtig viel Spaß zu beißen. Das hätte niemand gedacht, dass ich das kann.«

Puh, ich hielt den Atem an. Mit solch einem direkten Wutausbruch hatte ich nicht gerechnet. ›Da unterschätze mal bloß nicht die Kleinen!‹, kam mir gleich in den Sinn. Und ja, natürlich war es verständlich, dass Eddi sich nicht länger wie ein Schoßhündchen behandeln lassen wollte.

Frau Friedrichs war übrigens entsetzt, als ich ihr die Aussagen von Eddi übermittelte. Sie hätte es doch nur gut gemeint und ihren kleinen Liebling beschützen wollen. Dass er so eigenständig denken und fühlen konnte, hätte sie ihm gar nicht zugetraut und natürlich würde sie ihn nun auch mal laufen lassen. Auch wolle sie ihre Bekannten bitten, ihren Hund nicht mehr anzufassen, sondern ihn einfach so, wie er war, als einen kleinen Hund zu akzeptieren, ohne ihm irgendetwas überzustülpen.

Glücklicherweise war Frau Friedrichs sofort sehr einsichtig. Sie hatte schnell verstanden, was Eddi ihr mit seinem Verhalten sagen wollte. »Und meinem Mann werde ich auch nicht mehr so vieles überstülpen …«, fügte sie am Schluss unseres Gespräches noch ein wenig kleinlaut hinzu.

Sophia berichtet aus ihrer Praxis: Zwergpinscher Sam hat Angst

Es sollte so sein, dass mich wenige Tage später erneut eine Tierhalterin anrief, die ebenfalls einen Zwergpinscher hatte. Er würde beißen, schrieb sie mir in ihrer E-Mail, und ob wir miteinander telefonieren könnten. Sofort dachte ich an die Aussagen von Eddi und dass es höchstwahrscheinlich eine ähnliche Situation sei.

Frau Schulzendorf war den Tränen nahe. Ihr kleiner Sam hatte erst seit Kurzem Einzug bei ihr gehalten, und obwohl er als ideales Familienmitglied gedacht war, bellte er jeden an und schnappte schnell zu. Sam ließ Frau Schulzendorf mittlerweile an sich heran, aber weder ihr Mann, noch die Kinder konnten ihn anfassen.

In der Kommunikation mit Sam stellte sich zu meiner Überraschung Folgendes heraus:

»Ich habe Angst«, sagte Sam gleich zu Anfang, nachdem ich ihn fragte, wie es ihm gehen würde. »Ich habe panische Angst, mir könnte jemand weh tun. Früher war ich bei einer Familie, und die haben mir große Schmerzen zugefügt. Die Kinder behandelten mich, als wäre ich ein Spielzeug. Ich wurde gebadet, im Puppenwagen herumgefahren, ich musste Puppenkleidung tragen, es war schrecklich. Die Erwachsenen haben mich hin- und hergeschoben, verscheucht, getreten.

Nun bin ich in dieser Familie. Ich habe Angst, sie könnten mir auch wieder weh tun, und deshalb belle und beiße ich sofort, um sie auf Abstand zu halten.«

Nachdem Frau Schulzendorf das erfahren hatte, atmete sie auf. Gleich erkannte sie, dass sie und ihre Familie nun viel Geduld brauchten, damit ihr neues Familienmitglied Vertrauen finden konnte.

Und ich bekam mal wieder eine Bestätigung dafür, wie wichtig es ist, zwei augenscheinlich ähnliche Situationen nicht miteinander zu vergleichen und zu vermischen, denn beide Zwergpinscher bissen aufgrund völlig unterschiedlicher Motive.

Informationen vertrauensvoll behandeln

Das Gespräch zwischen dem Kommunikator und einem Tier wird vertrauensvoll geführt. Die erhaltenen Informationen gibt der Kommunikator an den Halter des Tieres weiter, ohne sie an Dritte zu übermitteln. Gerade ein Tier spürt intuitiv, ob es Vertrauen zu einem Menschen haben kann. Erst dann wird es sich auch wirklich öffnen und bereit für ein konstruktives Gespräch sein.

Nichts erzwingen wollen

Zwang ist ein schlechter Ratgeber. Druck erzeugt immer Gegendruck und führt nicht zum gewünschten Ziel. Die Liebe jedoch ist die stärkste Kraft, aus der auf sanfte Weise gute Lösungen hervorgehen.

Berücksichtigen wir Menschen, dass die Tiere uns sehr häufig als Spiegel dienen, dürfen wir uns fragen, warum das eigene Tier ein unangenehmes Verhalten, wie zum Beispiel Unreinheit oder Aggressivität, zum Ausdruck bringt. Für dieses Verhalten gibt es einen wichtigen Grund, eine Ursache, die an der Wurzel erkannt, gepackt und geheilt werden möchte.

Mit symptomatischen Maßnahmen, die womöglich noch Druck und Zwang auf das Tier ausüben, ist mit Sicherheit keine gute Lösung des Problems zu erwarten. Im Gegenteil. Aus Eigenschutz wird sich das Tier auch dementsprechend negativ verhalten.

Dies kann zu einem endlosen Kreislauf führen, der den Konflikt nur noch verstärkt. Von daher ist auch hier die Tierkommunikation wieder einmal eine wunderbare Möglichkeit. Das Tier kann direkt nach dem Grund seines Verhaltens gefragt werden. Unter Berücksichtigung dessen, dass es bisher nicht die Möglichkeit hatte, sich anders Gehör zu verschaffen, musste es mit seinen Handlungen, wie zum Beispiel der Unreinheit, demonstrieren, dass es unglücklich ist und sich eine Veränderung wünscht.

Der Tierkommunikator nimmt die Informationen des Tieres auf, ohne Druck auszuüben und eine Umkehr des Verhaltens erzwingen zu wollen.

Sophia berichtet aus ihrer Praxis: Hund Harry bellt viel

Harry war ein mittelgroßer Hund mit goldbraunem struppigem Fell. Seine Halterin Kathrin rief mich eines Tages an, weil sie nicht mehr weiterwusste. Kathrin lebte mit ihrem Partner Ben und Harry in einem Mehrfamilienhaus. Hundehaltung war erlaubt, doch es war nicht gewünscht, dass Hunde ständig bellten. Kathrin und ihr Partner hatten sich mit der Zeit daran gewöhnt, dass Harry viel bellte, und da sie auch tagsüber für mehrere Stunden außer Haus waren, störte es sie nicht weiter.

Doch die Beschwerden der Nachbarn nahmen zu. Anfänglich glaubten Ben und Kathrin noch, die Nachbarn würden übertreiben und sich wieder beruhigen, doch es kam noch schlimmer. Eines Tages erhielten sie von dem Eigentümer des Hauses die Aufforderung, entweder Harrys Bellen abzustellen oder auszuziehen.

Ich nahm Kontakt zu dem Rüden auf und fing erst einmal ganz behutsam an. So fragte ich ihn:

»Hallo Harry, wie geht es dir?« Daraufhin antwortete er flott: »Hey, mir geht es super. Ich hab viel Spaß!«

Noch bevor ich ihn fragen konnte, warum er so viel bellte, fügte er hinzu: »Bellen macht mir so viel Spaß!« »Ja und genau das ist das Problem, Harry. Du störst damit die Nachbarn, die mit euch im Haus wohnen«, meinte ich. »Ich belle gerne, wenn Kathrin und Ben nach Hause kommen«, erwiderte Harry. »Ja okay, aber du bellst auch, wenn andere Nachbarn durch das Haus gehen«, ergänzte ich. »Klar«, kam von dem Rüden. »Dann belle ich auch, weil es mir Spaß macht zu bellen, sobald ich die Nachbarn höre.« »Verstehst du, dass Kathrin und Ben deshalb Probleme haben?«, fragte ich Harry. »Hm, aber ich belle so gerne«, kam von ihm zurück. »Gibt es denn irgendetwas, was Kathrin und Ben tun können, damit du aufhörst zu bellen?« »Nein, ich belle einfach gerne. Ich will damit nicht aufhören«, sprach Harry ruhig und klar. »Und was ist, wenn ihr deshalb ausziehen müsst? Und wie wäre es, wenn deine beiden Halter nicht ausziehen wollten und sich sonst notwendigerweise von dir verabschieden müssten?« Ich versuchte zwar, es sanft zu vermitteln, dennoch wollte ich Harry auch den Ernst der Lage mitteilen. »Dann ist das so! Ich liebe es zu bellen und werde es nicht lassen«, sprach Harry zwar leise, jedoch sehr ruhig und klar.

Die Tierhalter Kathrin und Ben lachten, als ich ihnen von Harrys Ausführungen berichtete. »Typisch Harry!«, sagten sie. »Kein Wunder! Ja, so ist er, und deshalb lieben wir ihn ja auch so sehr. Offensichtlich ist es an der Zeit, dass wir uns nun unseren Herzenswunsch erfüllen. Wir wollten schon seit langer Zeit aufs Land ziehen und uns ein kleines Häuschen kaufen. Jetzt ist wohl die Zeit gekommen, es zu tun. Dort kann Harry so viel bellen, wie er will.«

Loslassen von Störfaktoren für einen freien Kopf

Wir Menschen scheinen in unseren Köpfen mit einem Programm ausgestattet zu sein, das permanent irgendwelche Informationen von sich gibt. Ob diese nun richtig oder falsch sind, uns Kraft geben oder Kraft abziehen, ob sie uns Gesundheit und Reichtum vermitteln oder Krankheit und Armut, wir werden ständig mit Informationen in unserem Denkapparat konfrontiert.

Aus Gewohnheit haben sich die meisten Menschen damit abgefunden und hinterfragen diese Informationen nicht. Mit zunehmendem Bewusstsein nehmen wir Menschen jedoch wahr, dass es alles andere als förderlich und wohltuend ist, wenn an diese überwiegend negativen Informationen geglaubt wird. Ein bewusster Mensch beginnt mit seiner Weiterentwicklung, die Informationen, die er von seinem Verstandesmodus erhält, zu beobachten und zu hinterfragen.

Von daher ist es für jeden Menschen eine Wohltat und vor jeder Tierkommunikation unabdingbar, sich von allen störenden Gedanken zu befreien. Das Schöne daran ist, dass dies jeder Mensch mit konsequenter Übung lernen kann. Auf diese Weise wird die rechte Gehirnhälfte aktiviert und ermöglicht ein stärkeres intuitives Fühlen.

Meditation zum Loslassen von störenden Gedanken

Die folgende Meditation ist ein mögliches Beispiel:

- Schalten Sie die Telefone und sonstige Störfaktoren aus und begeben Sie sich an einen ruhigen Ort.
- Schaffen Sie sich eine angenehme Atmosphäre, in der Sie sich wohlfühlen. Wenn Sie möchten, zünden Sie auch gerne eine Kerze an.
- Nehmen Sie auf einem bequemen Stuhl Platz.
- Beide Füße stehen auf der Erde, und Ihre Sitzhaltung ist aufrecht.

Schließen Sie die Augen, atmen Sie tief ein und aus und spüren Sie dabei in Ihren Atem hinein. Lassen Sie bewusst bei jedem Ausatmen alle Verspannungen Ihres Körpers los.

Spüren Sie, wie sich die Entspannung ausbreitet.

Visualisieren Sie, wie Sie auf einer grünen Wiese stehen. Um Sie herum ist eine friedvolle Stille.

Sie spüren Ihre Füße, wie sie sanft von den Grashalmen berührt werden. Es ist ein wunderschöner Sonnentag, und Sie genießen die Wärme der Sonne auf Ihren Schultern.

Beim Blick in den blauen Himmel sehen Sie kleine weiße Wolken langsam vorüberziehen.

Sie haben das Bedürfnis, eine dieser Wolken anzuhalten, und greifen mit Ihrem Arm, den Sie ganz lang ausfahren können, danach.

An dieser Wolke sehen Sie einen Reißverschluss. Sie öffnen ihn und befüllen die Wolke mit all Ihren Gedanken, Glaubenssätzen, Gefühlen, Ängsten, Sorgen und ähnlichen Störfaktoren. Wenn sie prall gefüllt ist, ziehen Sie den Reißverschluss wieder zu.

Nun kommt ein besonders schöner Moment. Sie lassen diese Wolke los. Beobachten Sie, wie sie langsam am Himmel weiterzieht, und erinnern Sie sich, dass Ihre Gedanken, Gefühle und alle anderen unangenehmen Befindlichkeiten in dieser Wolke davonfliegen.

Spüren Sie, dass Sie weiterhin barfuß auf der saftig grünen Wiese stehen. Sie sind nicht Ihre Gedanken. Diese ziehen in der Wolke weiter.

Nehmen Sie erneute Gedanken in Ihrem Kopf wahr, halten Sie die nächste Wolke an und wiederholen Sie diesen Prozess. So lange, bis Ihr Kopf völlig leer und frei ist.

Genießen Sie diesen Zustand und erkennen Sie, welch kraftvolles Wesen Sie sind.

Jetzt spüren Sie wieder bewusst den Boden unter Ihren Füßen und fangen an, Ihre Hände und Füße zu bewegen.

Wenn Sie so weit sind, öffnen Sie langsam wieder Ihre Augen.

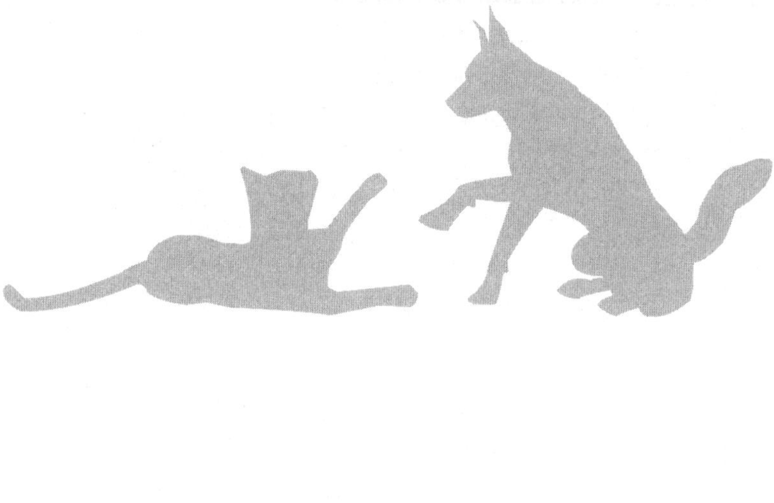

Solarplexus-Schutz

Im täglichen Leben findet zwischen Mensch und Tier ein bewusster und auch unbewusster Austausch von Energien statt. Impulse werden gegeben und empfangen.

Eine der Energieaustrittsstellen für Impulse ist das Solarplexus-Chakra. Dieses dritte der sieben Chakren befindet sich etwas oberhalb des Bauchnabels und steht unter anderem für Licht, Wärme und Energie.

In der Begegnung mit anderen Lebewesen können sich die Energien ungewollt vermischen. Dies kann auch während einer Kommunikation zwischen Mensch und Tier geschehen. Aus diesem Grund ist ein energetischer Schutz sehr wichtig.

Der Solarplexus-Schutz dient dazu, dass die Energien des Kommunikators bei ihm bleiben und nicht an das Tier abgegeben werden. Gleichzeitig werden auch die Energien des Tieres nicht von dem Kommunikator aufgenommen.

Mit einem Schutz kann ein freier Informationsaustausch stattfinden und zu einer intensiven, gelungenen Kommunikation führen.

Diese Herangehensweise bietet auch im alltäglichen Leben Schutz vor Fremdenergien.

Übung zum Schutz der Solarplexus-Energie

Diese Meditation ist eine Möglichkeit von vielen, um die Solarplexus-Energie zu schützen.

- Schalten Sie die Telefone und sonstige Störfaktoren aus und begeben Sie sich an einen ruhigen Ort.
- Schaffen Sie sich eine angenehme Atmosphäre, in der Sie sich wohlfühlen. Wenn Sie möchten, zünden Sie eine Kerze an.
- Nehmen Sie auf einem bequemen Stuhl Platz.
- Beide Füße stehen auf der Erde, und Ihre Sitzhaltung ist aufrecht.

Schließen Sie Ihre Augen, atmen Sie nun tief ein und aus und spüren Sie dabei in Ihren Atem hinein. Lassen Sie bewusst bei jedem Ausatmen alle Verspannungen Ihres Körpers los.

Spüren Sie, wie sich die Entspannung ausbreitet.

Legen Sie jetzt Ihre Hände auf Ihren Solarplexus. Er ist die Energiestelle oberhalb Ihres Bauchnabels.

Visualisieren Sie die Energiestelle unter Ihren Händen und spüren Sie die Energie. Sobald Sie sie wahrnehmen können, genießen Sie sie für einen Moment.

Jetzt öffnen Sie sich für Ihren energetischen Schutz.

Dieser kann vor, neben oder hinter Ihrer Energie sein. Wichtig ist, dass Sie wahrnehmen, wie sehr Ihre Energie geschützt ist und Sie sich damit sicher und geborgen fühlen.

Genießen Sie das Zusammensein Ihrer Energie mit dem Schutz.

Bewegen Sie wieder langsam Ihre Hände und Füße und öffnen Sie die Augen.

Das Dritte Auge

Das Dritte Auge, welches auch als Stirn-Chakra bezeichnet und mit der Zirbeldrüse gleichgesetzt wird, liegt zwischen oder leicht oberhalb der beiden Augenbrauen. Menschen haben damit Wahrnehmungen, die über das normale Sehen hinausgehen. Somit ist die Aktivierung des Dritten Auges für uns und unser Leben von hohem Wert.

Die Aktivierung des Dritten Auges

- Die Fähigkeit zur Intuition wächst, ebenso die Empathie und Hellsichtigkeit.
- Die Konzentration erhöht sich, das Gedächtnis wird besser und insgesamt ist mehr Klarheit vorhanden.
- Die Menschenkenntnis ist ausgeprägter, auch und gerade wenn der Schein trügt.
- Die Fähigkeit zur Visualisierung nimmt zu. Damit kann noch gezielter ein Leben gestaltet werden, wie es aus tiefstem Herzen gewünscht wird.

Meditation zum Öffnen des Dritten Auges

- Schalten Sie die Telefone und sonstige Störfaktoren aus und begeben Sie sich an einen ruhigen Ort.
- Schaffen Sie sich eine angenehme Atmosphäre, in der Sie sich wohlfühlen. Wenn Sie möchten, zünden Sie auch gerne eine Kerze an.
- Nehmen Sie auf einem bequemen Stuhl Platz.
- Beide Füße stehen auf der Erde, und Ihre Sitzhaltung ist aufrecht.

Schließen Sie die Augen, atmen Sie nun tief ein und aus und spüren dabei in Ihren Atem hinein.

Lassen Sie bewusst bei jedem Ausatmen alle Verspannungen Ihres Körpers los.

Spüren Sie, wie sich die Entspannung ausbreitet.

Bringen Sie nun Ihre Aufmerksamkeit zu dem Punkt zwischen Ihren Augenbrauen, dem Dritten Auge. Die Öffnung des Dritten Auges ist ein ganz natürlicher Prozess.

Nehmen Sie nun wahr, wie sich Ihr Drittes Auge, gleich eines Fensters, ganz sanft öffnet.

Spüren Sie in Ihr Drittes Auge hinein. Wie nehmen Sie es wahr? Vielleicht in Form eines sanften Kribbelns oder eines Lichtes?

Machen Sie sich nun noch einmal bewusst, dass jetzt Ihr Drittes Auge geöffnet ist. Genießen Sie diesen schönen Moment.

Spüren Sie erneut den Boden unter Ihren Füßen und nehmen Sie wahr, dass Sie auf einem Stuhl sitzen.

Bewegen Sie Ihre Hände und Füße und öffnen Sie wieder langsam Ihre Augen.

Wissenswertes zur Tierkommunikation

Führen Sie zu Beginn der Tierkommunikation immer den Solarplexus-Schutz durch. Ist kein ausreichender energetischer Schutz vorhanden, besteht die Wahrscheinlichkeit, dass sich die Energien des Tieres mit denen des Tierkommunikators vermischen. Dies könnte dazu führen, dass sich der Tierkommunikator von den Fremdenergien belastet fühlt.

Bevor Sie mithilfe des Fotos Kontakt mit dem Tier aufnehmen, schauen Sie das Foto intensiv an. Fühlen Sie schon einmal in das Dritte Auge des Tieres hinein. Dies erleichtert die Kontaktaufnahme. Wenn sie dennoch schwer zustande kommt, ist es hilfreich, sinnbildlich gesehen, das Tier auf dem Foto zu berühren und zu streicheln.

Wichtig ist, dass die energetische Verbindung, gleich einer Brücke, stabil hergestellt wird. So kann ein intensiver Austausch zwischen Mensch und Tier stattfinden. Ist die Verbindung nicht stark genug, kann der Tierkommunikator wichtige Informationen und Impulse des Tieres nicht empfangen.

Kommt die Tierkommunikation nicht auf Anhieb zustande, lassen Sie los und versuchen Sie es zu einem späteren Zeitpunkt erneut. Auch hier wären Druck und Zwang nicht hilfreich. Allzu schnell würde sich der Verstand einmischen, und gerade er möchte während einer Tierkommunikation »beiseite«gelegt werden.

Es ist wichtig, nur so viele Fragen zu stellen, wie es sich für Sie und das Tier gut anfühlt. Eine energetische Überforderung würden Mensch und Tier schnell erschöpfen.

Wenn Sie während einer Kommunikation plötzlich unterbrochen werden, teilen sie dies dem Tier mit. Sobald wieder Ruhe eingekehrt ist, führen Sie das Gespräch fort.

Wenn zum Beispiel Ihre Katze während einer Kommunikation auf Ihren Schoß springt und Sie sich dadurch nicht gestört fühlen, kommunizieren Sie mit dem Tier auf dem Foto weiter.

Sie können mit allen Tierarten kommunizieren. Ebenso ist die Kontaktaufnahme mit frei lebenden Tieren möglich.

Auch kann mit einem Tier kommuniziert werden, das aus dem Ausland kommt. Die Kommunikation ist unabhängig von der Sprache, da der Austausch energetisch stattfindet. Alle Informationen werden intuitiv aufgenommen und verstanden.

Das Tier ist auf dem Foto alleine zu sehen, damit ein Energieaustausch mit anderen Personen oder weiteren Tieren vermieden wird. Es muss nicht der ganze Körper, sondern lediglich Kopf und Augen des Tieres zu erkennen sein.

Es ist kein aktuelles Bild erforderlich, da der Tierkommunikator nur Kontakt zur Seele und dem Energiefeld des Tieres aufnimmt.

Bei der Kommunikation können alle Fragen gestellt werden. Das Tier entscheidet, ob es darauf antworten möchte oder nicht.

Während der Kommunikation ist es möglich, auf unterschiedliche Weise die Informationsübermittlung zu erhalten. Sie können Worte, Gefühle, Gerüche, Gedanken, innere Bilder und andere Sinneswahrnehmungen empfangen.

Wenn Sie sich nach einer Kommunikation belastet fühlen, können Sie zum Beispiel kaltes Wasser über Ihre Pulsadern laufen lassen oder an die frische Luft gehen.

Trinken Sie vor und nach der Kommunikation ausreichend viel Wasser oder Tee.

Die kommenden Hinweise dienen zum Schutz der Tiere und Halter während der Tierkommunikationen

- Eine Tierkommunikation dient dem Halter und seinem Tier als Unterstützung. Sie ersetzt weder einen Tierarzt, Tierheilpraktiker noch andere erforderliche medizinische Maßnahmen.
- Die in diesem Buch beschriebenen Anleitungen dienen zum Verständnis eines möglichen Ablaufs einer Tierkommunikation. Sie stellen keine Befugnis für eine professionelle Ausführung dar.

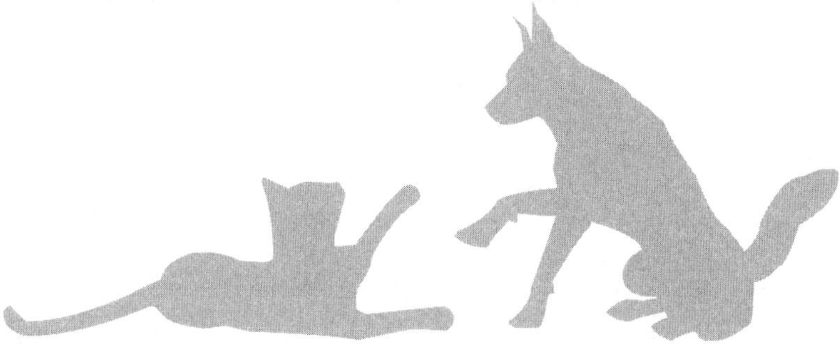

Ablauf der Tierkommunikation

Um mit dem Tier zu kommunizieren, bedarf es einer Vorbereitung. Folgendes wird benötigt, damit der Kontakt zum Tier aufgenommen werden kann:

- Ein Foto von dem Tier, auf dem es alleine zu sehen ist
- Der Name/Spitzname
- Das Alter
- Die Fragen und Mitteilungen des Halters an das Tier

1. Zu Beginn der Tierkommunikation stellt sich der Kommunikator respekt- und liebevoll mit seinem Namen vor
2. Er teilt dem Tier mit, dass der Halter sich eine Kontaktaufnahme mit ihm wünscht
3. Der Kommunikator fragt das Tier, ob es ebenfalls zu einem Gespräch bereit ist
4. Wenn ja, sind dies Beispiele für Fragen:

- Wie geht es dir emotional?
- Leidest du unter Schmerzen?
- Hast du Kummer? Wenn ja, worum geht es dabei?
- Belastet dich sonst noch irgendetwas?
- Hast du einen Wunsch oder eine Bitte an deinen Halter?
- Möchtest du noch etwas mitteilen?

Mit etwas Übung werden während der Kommunikation alle Informationen des Tieres niedergeschrieben.

Auch die »leisen Zwischentöne« können mit der Zeit immer stärker wahrgenommen werden. Gerade diese geben oftmals wichtige Hinweise.

Anleitung zum Ablauf der Tierkommunikation

Seien Sie sich bewusst, dass dies nur ein Beispiel eines möglichen Ablaufs ist und Sie sich auch einen anderen, für Sie stimmigeren, kreieren können.

- Schalten Sie die Telefone und sonstige Störfaktoren aus und begeben Sie sich an einen ruhigen Ort
- Schaffen Sie sich eine angenehme Atmosphäre, in der Sie sich wohlfühlen. Wenn Sie mögen, können Sie sich auch eine Kerze anzünden
- Nehmen Sie auf einem bequemen Stuhl Platz
- Beide Füße stehen auf der Erde und Ihre Sitzhaltung ist aufrecht

Schließen Sie Ihre Augen, atmen Sie nun tief ein und aus und spüren dabei in Ihren Atem hinein. Lassen Sie bewusst bei jedem Ausatmen alle Verspannungen Ihres Körpers los.

Spüren Sie, wie sich die Entspannung in Ihrem Körper ausbreitet.

Wenn Sie entspannt sind, überprüfen Sie Ihren Solarplexus-Schutz. Fühlen Sie sich wirklich geschützt? Wenn nicht, dann schützen Sie sich erneut.

Machen Sie nun Ihren Kopf frei von allen Störfaktoren.

An Ihrer Schädeldecke befindet sich Ihr Kronenchakra, das nun geöffnet wird. Es ist z. B. wie bei einem Laptop, den Sie aufklappen. Visualisieren Sie, wie Sie Ihr Kronenchakra öffnen und hell leuchtendes Licht von dort austritt und Richtung Himmel strahlt. Spüren Sie nun Ihre Anbindung.

Nun legen Sie Ihre Aufmerksamkeit auf Ihre Füße und fühlen Sie, wie aus Ihren Sohlen Wurzeln in die Erde wachsen.

Spüren Sie Ihre Erdung.

Stellen Sie sich nun eine Tür vor, öffnen Sie diese, gehen Sie hindurch und verschließen Sie diese hinter sich.

Sie stehen jetzt auf einer Plattform, von der fünf Stufen hinabführen.

Gehen Sie die Stufen hinunter und zählen Sie: Die Fünf, die Vier, die Drei, die Zwei und die Eins.

Unten angekommen, spüren Sie, ob das Tier anwesend ist.

Wenn Sie seine Gegenwart noch nicht wahrnehmen können, rufen Sie es.

Haben Sie das Gefühl, dass das Tier nicht mit Ihnen sprechen möchte, akzeptieren Sie es, öffnen Sie Ihre Augen und versuchen Sie es zu einem späteren Zeitpunkt erneut.

Spüren Sie beim wiederholten Versuch die Anwesenheit des Tieres? Wenn ja, verbinden Sie sich über Ihr drittes Auge mit dem des Tieres. Sie bauen somit eine energetische Brücke zu ihm auf.

Begrüßen Sie das Tier, stellen Sie sich vor und fragen Sie, ob es mit Ihnen sprechen möchte. Wenn Sie sein Einverständnis haben, gehen Sie nun in die Kommunikation mit ihm...

Nachdem die Kommunikation durchgeführt wurde, bedanken Sie sich bei dem Tier für die gute Zusammenarbeit und verabschieden Sie sich.

Kehren Sie alleine zu der Treppe zurück und gehen Sie die Stufen zählend hinauf: Die Eins usw. bis zur fünften Stufe.

Oben auf der Plattform angekommen, sehen Sie die Tür.

Sie öffnen sie, gehen Sie hindurch und spüren Sie, wie alles, was nicht zu Ihnen gehört, zurückbleibt. Nun schließen Sie die Tür wieder ganz fest hinter sich. Fangen Sie an, Ihre Hände und Füße zu bewegen und öffnen Sie langsam Ihre Augen.

Was die Tiere uns sagen möchten

Hunde wollen zum Beispiel Freundschaft, Treue, Vertrauen, Ehrlichkeit und Zuverlässigkeit schenken und ihre Halter ebenso an diese Werte erinnern.

Katzen vermitteln Ruhe und Entspannung und wünschen sich häusliche und familiäre Harmonie.

Pferde genießen ein angenehmes, entspanntes Miteinander mit dem Reiter und leiden unter Druck und Zwang.

Kinder lieben Kaninchen mit ihrem weichen, schönen Fell. Diese Tiere sind so friedlich und wer schon einmal ein Kaninchen streichelte, möchte ihm sicherlich nicht dessen »Fell über die Ohren ziehen«, um es sich dann an den Mantelkragen zu stecken.

Auch z. B. Schweine, Rinder, Hühner, Enten und Fische, die als sogenannte Nutztiere gehalten werden, geben den Menschen die Chance, ins Fühlen zu kommen.

Sophia berichtet aus ihrer Praxis: Mensch und Tier wollen nicht das Gleiche

Gundula Klemmer sendete mir per E-Mail ihr Anliegen. Ihr Pony Max machte keinen glücklichen Eindruck. Die Halterin wollte das Beste für ihn, aber ob es auch das Beste für Max war?

Frau Klemmer war ehrgeizig und hatte klare Vorstellungen in dem, wie Max, dessen Verhalten und die gemeinsame Arbeit zwischen den beiden sein sollte. Doch irgendwie klappte das nicht so, wie sie es sich wünschte.

Im Namen von Gundula nahm ich Kontakt zu dem Pony auf:

»Max, wie fühlst du dich in der Herde?«
»Darin fühle ich mich nicht so wohl. Sie ist mir zu groß und zu unübersichtlich. 1-3 andere Wallache wären optimal. Ich lebe lieber in einer entspannten Herde mit weniger Pferden.«

»Wie gefällt dir das Ziehen einer Kutsche?«
»Ganz gut. Prinzipiell habe ich nichts dagegen, eine Kutsche zu ziehen. Aber mein Rücken tut mir arg weh.«

»Und wie geht es dir beim Reiten? Wie empfindest du das Training mit der Bereiterin Martina? Du machst eher den Eindruck, als hättest du lieber Ruhe.«
»Ich werde nicht so gerne geritten, weil ich starke Schmerzen habe und mir mein Rücken sehr weh tut. Auch mag ich es nicht, bis ins Detail zu arbeiten. Ich laufe lieber gemütlich durch die Gegend, ohne Druck und Zwang. Ich mag dich wirklich, doch frage ich mich oft, ob wir beide das Gleiche wollen.«

»Wie geht es deinen Hufen? Fühlst du dich jetzt mit den Hufschuhen wohler, als vorher mit Eisen?«
»Die Eisen waren nicht schön. Ich bin froh, dass ich sie los bin. Die haben nie richtig gepasst. Die Schuhe sind besser, aber ich laufe am liebsten Barfuß.«

»Warum hast du Angst, wenn Folie, Matten und ähnliches auf der Erde liegen?«

»Ich bin nicht ängstlich, doch gehe ich nicht gerne darüber. Manchmal habe ich das Gefühl, dass du ungeduldig bist. Dann mache ich noch einmal mehr dicht.«

»Gibt es noch ein Problem, das du mir schildern möchtest?«
»Ich weiß oft nicht, ob wir wirklich das Gleiche wollen. Ich habe das Gefühl, dass ich deinen Anforderungen nicht gerecht werde. Ich möchte meine Zeit und mein Leben genießen.«

In diesem Fallbeispiel wird deutlich, dass die Tierhalterin und ihr Pferd unterschiedliche Vorstellungen und Ziele haben, ebenso andere Empfindungen und Bedürfnisse.

Dort, wo die Halterin beim Training bis ins Detail arbeiten möchte, wünscht sich das Pferd Leichtigkeit und Freude, ohne jeglichen Druck und Zwang.

Für ein harmonisches Miteinander ist es wichtig, auf die Wünsche und Bedürfnisse von Tier und Halter einzugehen.

Um dies herauszufinden, ist die Tierkommunikation eine wunderbare Möglichkeit.

Aus Liebe loslassen

Frau Sindermann sendete mir folgenden Zeilen zu:

»Garfield ist mein siebenjähriger Kater. Seit vielen Jahren lebt er bei mir und ich habe noch fünf weitere Katzen. Er war in der Vergangenheit immer mal wieder unrein und hat in meinem Haus markiert. Doch jetzt nimmt es überhand und ich kann gar nicht erkennen, woran das liegt.«

Im Namen von Frau Sindermann sprach ich mit dem Kater:

»Garfield, wie geht es dir Zuhause?«
»Ich bin sehr unzufrieden und wünsche mir etwas ganz anderes. Ich brauche meine Ruhe und fühle mich von den anderen gestört. Lieber möchte ich alleine bei einem älteren Menschen leben, ruhig und harmonisch.«

Im anschließenden Telefonat sprach ich mit der Halterin darüber, dass Liebe auch loslassen bedeutet.

Ähnlich, wie auch in einer Partnerschaft, hat alles seine Zeit. Wird auf die schönen gemeinsamen Erlebnisse geschaut, kann dankbar losgelassen werden, wenn eine neue Lebensform für passender scheint. Deshalb ist meine Empfehlung folgende:

Es findet eine erneute Tierkommunikation mit Garfield statt. Darin wird ihm Frau Sindermanns Entschluss, dem Wunsch des Katers nachzukommen, mitgeteilt. Auch erhält er darin die Gelegenheit, weitere konkrete Wünsche bezüglich seines neuen Zuhauses zu äußern.

Aus Liebe zum Menschen offen für Neues

Frau Ohlendorf schrieb mir folgende E-Mail:

»Hallo Sophia, ich habe eine Frage an meine liebe Katze Cora, die eine Freigängerin ist.«

Im Namen der Halterin ging ich mit der Katze in die Kommunikation:

»Cora, wie fändest du es, würde ein Hundewelpe bei uns einziehen?«
»Ich möchte Ruhe haben und keinen Trubel. Aber ich weiß, dass dir ein Hundewelpe guttäte und ich ihn nicht ersetzen kann. Ich schmuse ungerne und bin lieber für mich. Gerade im Zusammenleben mit einem Hund möchte ich weiterhin einen hohen Stellenwert haben und von dir gesehen werden.«

In dieser Kommunikation wird deutlich, dass die Katze aus Liebe zur Halterin deren Wunsch akzeptiert und respektiert. Dennoch sieht Cora auch ihre eigenen Bedürfnisse und bringt diese klar zum Ausdruck.

Nimm die zarte Seele auch in einem großen Körper wahr

Frau Münsterkötter sendete mir eine E-Mail zu:

»Unser Djabo ist ein großer Hovawart Rüde, kommt aus Ungarn und hat in seinen jungen Jahren schon viel Schlimmes erlebt. Doch nun ist er in unserer Familie und wir geben unser Bestes. Damit es ihm so richtig gut geht, habe ich eine Frage an ihn.«

Im Namen von Frau Münsterkötter ging ich in den Kontakt:

»Djabo, geht es dir jetzt gut bei uns?«
»Ich spüre immer noch eine große Trauer in mir. Mein vorheriges Leben war sehr schlimm für mich. Vom Kopf her bin ich deutlich kleiner und jünger, als mein großer Körper es zum Ausdruck bringt. Ich brauche ganz viel Liebe und Zuneigung, Akzeptanz und Ver-

ständnis. In meinem neuen Zuhause bin ich gut angekommen und mag es sehr. Allerdings fühle ich mich im Alltag häufig überfordert. Ich habe das Gefühl, es meiner Familie nicht recht machen zu können. Dabei möchte ich so sehr, dass sie stolz auf mich sind.«

In dieser Tierkommunikation wird bestätigt, dass sich auch in einem großen Körper eine zarte, empfindsame Seele befindet. Ist das Tier groß und kräftig, bedeutet es nicht, dass es grob behandelt werden darf. Ganz im Gegenteil. Sehr häufig sind gerade die Tierseelen besonders sensibel, die sich in einem großen und starken Körper inkarniert haben.

Wie sehr die Tiere sich das Beste für ihre Halter wünschen

Katrin Buck meldete sich mit dem Wunsch, ich möge Kontakt zu ihrem lieben und zutraulichen Wallach Antares aufnehmen.

Ich ging mit ihm in Kontakt:

»Gefällt es dir bei mir?«, fragte ich im Namen von Katrin Buck.
»Du bist sehr lieb und ich genieße die Zeit mit dir. Du hat jedoch häufig Kummer. Das spüre ich. Lass dich nicht von anderen Menschen beeinflussen. Vertraue komplett auf dein Bauchgefühl. Ich liebe es sehr, mit dir auszureiten, denn dann lässt du dich auch mal ein bisschen fallen. Diese Momente sind sehr schön.«

»Antares, was wünschst du dir von mir?«
»Ich bin gerne mit dir zusammen und möchte viel Zeit mit dir verbringen. Wir können auch nur mal spazieren gehen. Ich mag es,

wenn du ausgelassen fröhlich und nicht so verkrampft bist. Hab Spaß am Leben!«

Diese Kommunikation mit Antares macht deutlich, wie sehr die Tiere erkennen und spüren, wie »verkopft« wir Menschen sind. Sie wünschen sich für uns viel mehr Freude, Leichtigkeit und Spaß am Leben.

Hab Vertrauen!

Susanne Mangelsmann schickte mir eine E-Mail. Ihr Wallach Antonio war zwölf Jahre alt und lebte auf einem Pferdegestüt.

Folgende Fragen hatte Susanne an ihr Pferd, die ich in ihrem Namen stellte:

»Ist es für dich okay, wenn du auf Turnieren bist?«
»Ich mag es, mich weiterzuentwickeln, und zeige auch gerne Leistung. Aber auf Turniere gehe ich nur dir zuliebe.«

»Kann ich etwas ändern?«
»Mich loslassen und insgesamt mich mehr machen lassen. Hab Vertrauen in mich! Du musst nicht alles kontrollieren. Gib mir mehr Freiraum, und du wirst überrascht sein.«

»Antonio, hast du eine Botschaft für mich?«
»Zweifle nicht so viel an dir und uns. Wir machen das gut. Vertraue dir auch noch mehr im Alltag. Du bist so viel stärker, als du denkst. Es ist alles gut so, wie es ist.«

In dieser Tierkommunikation wird deutlich, wie wichtig Vertrauen in sich selbst und andere ist. Wird das zwanghafte Kontrollbedürfnis losgelassen und für sich und das Tier mehr Freiraum geschaffen, kann sich die Beziehung zueinander positiv weiterentwickeln.

Sei im Hier und Jetzt!

Sigrid fand für ihren Haflingerwallach Nero vor Kurzem ein neues Zuhause. Dort angekommen, machte er von Anfang an einen unglücklichen Eindruck.

Deshalb bat mich die Halterin, ihm folgende Fragen zu stellen:

»Nero, hat es einen bestimmten Grund, warum Sigrid keine Verbindung zu dir spürt?«
»Sie ist momentan nicht in ihrer Mitte und viel im Außen. Wenn Sigrid wieder mehr in die Stille geht, sich sammelt und fokussiert, wird die Verbindung zwischen uns auch wieder besser.«

»Reicht dir Sigrids Zuwendung, oder möchtest du noch mehr Beschäftigung?«
»Ich brauche die Nähe zu Menschen, und mir fehlen Sigrid und die gemeinsame Zeit mit ihr. Ist sie dann doch einmal bei mir, verhält sie sich hektisch und ist mit ihren Gedanken überall, aber nicht bei uns. Ich wünsche mir mehr Zweisamkeit mit Sigrid, denn ich mag sie sehr.«

Bei diesem Beispiel wird deutlich, wie stark die Menschen mit ihren Gedanken beschäftigt sind und dabei vergessen, das Hier und Jetzt zu genießen. Die Tiere nehmen dies wahr und leiden darunter.

Klare Ansagen sind heilsam!

Frau Niklas schrieb mir ihr Anliegen per E-Mail.

Hallo Frau Eickelpoth-Rauer, ich bitte Sie um Ihre Hilfe. Wir haben zwei Hunde mit den Namen Franz und Franzi. Sie sind Geschwister und sehr unterschiedlich. Franzi ist selbstbewusst und lebhaft und Franz eher ängstlich. Das, was Franzi zu viel hat, hat Franz zu wenig. Manchmal befürchte ich, dass er unter Franzis Energie leidet. Bitte stellen Sie den beiden meine Fragen.

Ich ging zuerst mit der Hündin in die Kommunikation:

»Franzi, wie fühlst du dich in deiner Familie?«
»Ich liebe sie und fühle mich sehr wohl. Ich bestimme viel und bin ranghoch. Meistens überfordert es mich, da niemand reagiert, wenn es nötig ist. Dann mache ich das eben.«

»Hast du Ängste oder Sorgen?«
»Ich habe manchmal Angst davor, dass niemand unsere Familie lenkt und führt. Ich bin oft unsicher und versuche, es mit meiner Art zu vertuschen. Dass ich oft motzig bin, weiß ich und kann es aber nicht ändern.«

»Warum bist du beim Spazierengehen mit Franz immer so aufbrausend und bellst sehr laut?«
»Ich bin überdreht, voller Energie und Power und sehr aufgeregt. Franz ist oft so lasch. Da braucht es klare Ansagen von mir. Franz maßregelt mich dann auch nie. Somit scheint mein Verhalten okay für ihn zu sein. Ich bin nervös und wünsche mir jemanden, der mich führt.«

»Hast du eine Botschaft? Was möchtest du sagen?«
»Ich liebe meine Familie sehr. Aber mein Frauchen sollte sich wirklich stärker durchsetzen. Ich tanze ihr viel zu viel auf der Nase herum. Auch liebe ich meine Freiräume, weiß aber, dass ich meiner Familie damit oftmals schade. Ich werde mein Verhalten von alleine nicht ändern. Warum auch? Aber mein Frauchen kann es, das würde einiges zum Positiven wenden.«

»Warum jaulst du beim Autofahren immer so laut?«
»Weil ich sehr aufgeregt bin. Auch hier soll mein Frauchen nur eine Ansage machen und mich durch die Situation leiten. Ich steigere mich sonst so sehr hinein und bin dann selber völlig überfordert. Wenn sich meine Familie nicht ändert, wird es womöglich noch viel schlimmer werden.«

Anschließend sprach ich im Namen von Frau Niklas mit Franz:

»Franz, warum gehst du so ungern Gassi und drehst dich ständig um?«
»Weil ich verunsichert bin. Die Spaziergänge machen mich sehr nervös. Ich bin währenddessen gestresst. Manchmal habe ich auch einfach keine Lust. Ich bin nicht entspannt und relaxed. Innerlich unruhig und nervös. Kann nicht abschalten und bin auf der Hut. Fühle mich nicht wohl. Bin verunsichert.«

»Warum reagierst du auf fremde Hunde so aggressiv, würdest du auf sie zustürmen, evtl. sogar angreifen, wenn du nicht angeleint wärst?«
»Ich bin nicht aggressiv oder bösartig! Aber ich habe das Gefühl, mich und meine Familie beschützen zu müssen. Ich habe Angst, dass die Hunde mir und uns etwas antun könnten. Angriff ist die

beste Verteidigung. Ich bin definitiv nicht böse, das solltet ihr wissen!«

»Warum kannst du nicht alleine bleiben?«
»Ich mag es nicht, alleine zu sein. Dann habe ich Angst und bin unsicher. Wenn Franzi da ist, habe ich durch sie Gesellschaft und vor allem Sicherheit. Ich orientiere mich ganz stark an meiner Familie und wünsche mir, dass sie mir Sicherheit gibt. Aber sie ist oftmals viel zu passiv.«

»Fühlst du dich von Franzi unterdrückt?«
»Ich liebe meine Schwester und brauche sie auch zum Überleben. Manchmal nutzt sie meine Unsicherheit aus und geht herrisch mit mir um. Sie ist definitiv die Stärkere von uns beiden. Meine Unsicherheit macht mich sehr unglücklich. Wäre ich gefestigter, könnte auch die Beziehung zu Franzi und meiner Familie deutlich entspannter und harmonischer sein. Meine Unsicherheit führt zu Konflikten.«

»Was sind deine Ängste und Sorgen?«
»Ich habe Angst davor, dass mir und uns etwas passieren könnte, verlassen zu werden und alleine zu sein. Ich habe Angst, für mich einzustehen, und dabei wünsche ich es mir doch so sehr. In mir ist es oft sehr unruhig und ich wünschte, einfach so richtig glücklich, sorgenlos und entspannt sein zu können.

Meine Botschaft an meine Familie und vor allem an mein Frauchen lautet:

Du darfst noch viel mehr für dich einstehen. Du gehst manchmal unter, obwohl du viel stärker bist als die anderen. Trau dich, deine

Wünsche zu leben! Auch wenn das Leben Höhen und Tiefen hat, so lebe dennoch dein Potenzial! Ich bin immer für euch da!«

Bei dieser Tierkommunikation fällt die Ehrlichkeit der beiden Hunde auf. Franzi fordert deutlich ihre Grenzen ein, und der verunsicherte Franz macht seiner Halterin Mut, das eigene Potenzial mehr zu leben.

Wie die Tiere uns als Spiegel dienen

Hat ein Mensch negative Gedanken, zieht er Negativität in sein Leben. Dies beruht auf dem universellen Gesetz von Ursache und Wirkung. Ebenso ist es natürlich auch mit positiven Worten, Gedanken, Gefühlen, Glaubenssätzen und Handlungen, die ausgesendet wiederum auch Positives anziehen. Die Energie folgt immer der Aufmerksamkeit. Daran können wir Menschen erkennen, wie sehr wir zu der Gestaltung unserer eigenen Realität beitragen.

Da Tiere viel feinere Wahrnehmungen als wir Menschen haben, spüren sie sofort negative Gedanken und unterdrückte Gefühle ihrer Halter. Deswegen reagieren die Tiere entsprechend. Sie dienen den Menschen als Spiegel.

Mit diesem Wissen kann das Verhalten von Tieren noch viel besser verstanden werden. Um dies zu verdeutlichen, berichte ich nun von zwei spannenden Erlebnissen.

Auf und davon

Vor ungefähr zehn Jahren gab es eine Phase in meinem Leben, in der ich sehr unzufrieden war. Ich lebte damals mit meinen beiden Töchtern und unseren vielen Tieren auf dem Land. Und obwohl es im Grunde genau das war, was ich mir aus tiefstem Herzen wünschte, glaubte ich auf einmal, dass ein Stadtleben für mich und meine pubertierenden Kinder viel besser wäre.

So grübelte ich wochenlang darüber hin und her. Dies alles schien umsetzbar, wären da nicht unsere vielen Tiere gewesen. Denn wir hatten zusätzlich zu unseren beiden Pferden Yogi und Benny und dem Esel Festus auch noch meine große, eigensinnige Hündin Molli, Sophias zotteligen Rüden Struppi, die Katzendamen Victoria, Lilly, Lara und die beiden Schmusekater Luipold und Sammy. Außerdem waren da noch das langjährige Gänsepaar Emma und Willi und Max und Moritz, unsere Meerschweinchen. Als Familienmitglieder liebten wir sie natürlich alle sehr.

Dennoch war die Verlockung nun plötzlich groß, ein ganz anderes Leben in der Stadt zu führen, sodass ich nach allen möglichen Lösungen suchte, um meinen Wunsch zum Wohle aller Beteiligten umsetzen zu können. Unsere Pferde sah ich in einem anderen Reitstall und dachte sogar darüber nach, auch fremde Menschen auf ihnen reiten zu lassen.

Unsere Hunde hätte ich stundenweise zu meiner Mutter bringen können, die Katzen wären bestimmt auch tagsüber alleine in einer Stadtwohnung geblieben, und unsere Gänse und Meerschweinchen hätten vielleicht sogar unsere Nachbarn übernehmen können.

Ich brannte förmlich für diese Idee, und das trug offensichtlich dazu bei, dass ich plötzlich hohes Fieber bekam und das Bett hüten musste.

Und genau zu der Zeit geschah etwas Unglaubliches: Ich lag im Bett und war kaum in der Lage aufzustehen, als meine große Tochter Zarah plötzlich in mein Zimmer stürmte und schrie: »Die Pferde sind auf der Straße!« Obwohl wir in einem kleinen Dorf lebten, rasten die Autofahrer teilweise mit 100 km/h durch den Ort. Und auf genau dieser Straße sollten jetzt unsere Pferde sein? Unvorstellbar! Nachdem Zarah und mein Freund sofort aus dem

Haus gerannt waren, sprang ich in meine Gummistiefel, warf eine Jacke über mein Nachthemd und lief ebenfalls hinaus.

Und dann sah ich das unfassbare Bild, das sich bis heute in meiner Erinnerung tief eingebrannt hat. Unser wunderschöner großer, schwarzer Friese Yogi, gefolgt von meinem überaus ängstlichen Indianerpferd Benny und beide offensichtlich angeführt von unserem schlauen, kleinen Esel Festus, galoppierten auf der Landstraße, die nach ca. 2000 m in eine stark befahrene Straße Richtung Lüneburg mündete.

Ich mache es kurz. Meine sonst so unsportliche Tochter Zarah lief in viel zu großen Gummistiefeln hinter den Pferden her. Eine Nachbarin sammelte sie spontan in ihr Auto ein, raste hinter den Pferden her, überholte diese unglaublich mutig und machte eine Vollbremsung, damit Zarah aus dem Wagen springen und ebenso mutig mit weit ausgebreiteten Armen die Pferde zum Anhalten bringen konnte.

Zum Glück blieben sie auch stehen. Kurz darauf trafen mein Freund und ich auch ein, halfterten die Tiere auf und führten alle sicher nach Hause.

Glücklich und völlig erschöpft fiel ich anschließend ins Bett, während mein Freund nur noch mal kurz mit beiden Hunden Gassi gehen wollte. Er kam jedoch erst zwei Stunden später völlig fassungslos zurück und hatte nur noch Struppi an der Leine. Molli war, wie noch nie zuvor, auf und davon gelaufen.

Also rannten wir erneut los, um dieses Mal unsere Hündin zu finden. Doch leider ohne Erfolg. Es war schon fast dunkel, als wir erfolglos und traurig wieder zu Hause ankamen. Genau in dem Moment fuhr ein Freund meiner Tochter auf den Hof. Zu unserer großen Überraschung saß Molli auf seinem Beifahrersitz. Er hatte sie völlig orientierungslos und erschöpft außerhalb unseres Dorfes auf der Landstraße aufgelesen.

Dies alles geschah an nur einem Tag, und ich sah sofort den Zusammenhang zwischen meinen Gedanken und den Handlungen unserer Tiere. Ausgelöst durch die große Sorge, die ich mir nun an diesem einen Tag um all unsere Tiere gemacht hatte, wurde mir so richtig bewusst, wie wichtig sie mir doch waren. Sie gehörten einfach zu uns und unserem Leben, und ich wollte sie auf gar keinen Fall mehr missen. Seit diesem Tag zweifelte ich nie mehr an unserem gemeinsamen Familienleben auf dem Land.

Rüde Struppi trägt aus Liebe schwer

Ich lag auf dem Sofa und litt unter starken Rückenschmerzen. So verbrachte ich viele Tage, und als ich mich mal wieder behutsam von der rechten auf die linke Seite drehen wollte, sah ich plötzlich unseren kleinen zotteligen Hund Struppi, wie er mit steifem Rücken knapp über dem Boden entlangkroch. Mein erster Gedanke war: »Struppi hat Rückenschmerzen!« Und dann erst erkannte ich den Zusammenhang zwischen ihm und mir. Es war so eindeutig. Aus Liebe hatte Struppi mir einen Teil meines Schmerzes abgenommen.

Sophia berichtet aus ihrer Praxis: Dackelhündin Minni leidet unter Ängsten

Frau Schulenburg schrieb in ihrer E-Mail:

»Liebe Frau Eickelpoth-Rauer, ich benötige Ihre Hilfe. Meine Hündin Minni fängt bei jedem kleinsten Geräusch an zu zittern. Ich kann mir nicht erklären, warum. Wir führen seit kurzer Zeit ein besonders ruhiges und zurückgezogenes Leben, da ich häufig schwere Atemnot habe.

Hier kommen meine Fragen an Minni.«

Ich ging in Kontakt mit der Hündin:

»Minni, was macht dir solche Angst?«
»Ich bin sehr unsicher und habe Stress, weil ich spüre, dass es meinem Frauchen schlecht geht. Es geht ihr überhaupt nicht gut, und sie will es nicht wahrhaben. In ihrem Körper hat sich etwas verändert. Ich versuche, sie zu entlasten, spüre jedoch, was das mit mir macht. Mein Herz rast seitdem so stark, und ich empfinde eine innere Hitze.«

Hier wird deutlich, dass die Hündin ihr Frauchen spiegelt. Der körperliche Zustand der Halterin ist die Ursache, auf die Minni mit ihren Symptomen reagiert. Es ist jetzt wichtig, dass Frau Schulenburg Verantwortung für ihre eigene Gesundheit übernimmt und somit zu einer positiven Veränderung beiträgt. Würde sie noch mehr Aufmerksamkeit auf die körperlichen Symptome ihres Hundes legen, würden sich diese womöglich noch verstärken.

Die Hündin Trixi spürt eine innere Leere

Angelika Schramm meldete sich bei mir. Es ging um ihre 13-jährige Hündin Trixi, die, vom Tierschutz vermittelt, seit drei Jahren in ihrer Familie lebte. Die Hündin trank seit geraumer Zeit extrem viel Wasser. Frau Schramm war deshalb bereits mehrmals beim Tierarzt gewesen, doch es wurde nichts festgestellt.

Ich ging in die Kommunikation mit der Hündin. Sofort fiel mir auf, wie traurig und bedrückt sie war.

»Trixi, warum trinkst du so viel Wasser?«
»Ich trinke so viel, um mich emotional zu füllen, denn ich spüre eine große Leere. Ich liebe das Leben bei meiner Familie. Doch seit dem Umzug des Sohnes nehme ich Angelika häufig niedergeschlagen wahr. Obwohl Herrchen auch noch da ist, fühlt sie sich oft einsam und traurig. Das macht ganz viel mit mir. Ich wünsche mir mehr Leichtigkeit und innere Freude für mein Frauchen.«

Auch hier wird deutlich, wie sehr Tiere mit uns Menschen fühlen und uns spiegeln. Sie wünschen sich, dass es uns gut geht. Nachdem der Sohn ausgezogen war, fühlte sich die Halterin einsam. Diese innere Leere versuchte die Hündin mit der vermehrten Wasseraufnahme zu füllen.

Therapieformen

Nachfolgend stellen wir fünf Möglichkeiten der Therapie vor. Diese können nach der Durchführung einer Tierkommunikation auf sanfte und effektive Weise angewandt werden. So zum Beispiel ergänzend zur Klärung und Lösung von Konfliktthemen, Blockaden, Traumata und Ängsten.

Affirmationen

Wenn wir Menschen uns daran erinnern, wie sehr uns Informationen in eine entsprechende Form versetzen, wird klar, wie groß der Einfluss unserer eigenen Gedanken und Glaubenssätze auf uns ist. Nach dem Motto: »Der Geist schafft die Materie.«

Solange Menschen unhinterfragt uralte, negative und destruktive Informationen in ihrem »Programm« haben, wie zum Beispiel »Man muss viel Fleisch essen, um groß und stark zu werden«, kann dies zu selbstschädigenden Wirkungen wie Krankheiten beitragen.

Von daher ist es für einen Menschen sinnvoll, bewusst positiv zu denken, zu sprechen, zu fühlen, zu glauben und danach auch zu handeln.

Affirmationen, die aus dem Herzen gefühlt und ausgesprochen werden, wie »Ich liebe das Leben und das Leben liebt mich«, tragen zur Gesundung von Körper, Geist, Herz und Seele bei.

Bei konsequenter, regelmäßiger Wiederholung der Affirmationen und einem dementsprechend wohligen Empfinden wird das »alte Programm« mit seinen destruktiven Glaubensmustern, wie zum Beispiel: »Ich bin nicht gut genug und werde es nie schaffen«, überschrieben.

Nach ca. drei Wochen konsequenter Durchführung glaubt das Unterbewusstsein an die positiven und konstruktiven Informationen bzw. Affirmationen und speichert diese im »neuen Programmsystem« ab.

Affirmationen können in Situationen, die z. B. von Angst, Wut, Hilflosigkeit, Trauer und Mutlosigkeit geprägt sind, sowohl dem Tier als auch dem Menschen eine hilfreiche Unterstützung geben.

Positive Affirmationen

»Ich bin ruhig und entspannt!«
»Ich bin voller Freude und Harmonie!«
»Ich fühle mich sicher und geborgen!«
»Ich schaffe das!«

Emotionale Stressablösung (ESA)

Die emotionale Stressablösung (ESA) ist eine sehr effektive und besondere Therapieform, um emotionalen und körperlichen Stress abzubauen und/oder aufzulösen.

Eine Surrogatperson (Vermittlerperson) nimmt energetisch Kontakt mit dem Tier auf und spricht in dessen Namen. Diese Surrogatperson begibt sich in die Innenwelt des Tieres und spürt dabei dessen Empfindungen, wie zum Beispiel Stress und Blockaden.

Mithilfe des Therapeuten und der Surrogatperson kann das Tier den Stress oder andere Störfaktoren aus der Vergangenheit oder Gegenwart abbauen, auflösen und damit Frieden schließen.

Eine ESA ist so wirksam und effektiv wie mehrere psychologische Sitzungen.

Anwendung der ESA

- Bei Ängsten, Traumata und Blockaden,
- Negativen Verhaltensmustern und Störungen,
- Problemen innerhalb der Familie oder mit anderen Tieren,
- Krankheiten, Stresszuständen, Empfinden von Druck oder Zwängen.

Kirsten berichtet von ihrer ersten ESA

Es ist ein paar Jahre her, dass Sophia mich bat, ihr als Surrogatperson behilflich zu sein. Da ich sie gerne unterstützen wollte und auch neugierig auf diese neue Aufgabe war, sagte ich gleich zu, ohne genau zu wissen, was eine Surrogatperson ist, geschweige denn, was sie macht.

So erklärte mir Sophia in kurzen Sätzen, dass ich mich einfach auf den Prozess einlassen sollte, durch den sie mich hindurchführen würde. Aufgrund meiner Arbeit als Bewusstseinstrainerin und meiner täglichen Meditationen traute sie mir dies offensichtlich auch ohne große Erklärungen zu.

Und dann ging es auch schon los. Sophia zeigte mir das Foto einer Katze.

»Das ist Schnucki«, sagte sie und »du wirst sie gleich in deinem Alphapark treffen.« Ich sah mir das Foto der getigerten Katze mit ihrer weißen Brust an und konnte mir unter Alphapark nicht wirklich etwas vorstellen.

Dann forderte mich Sophia auf, einen energetischen Schutz vorzunehmen. Das kannte ich aus meiner täglichen Meditationsgymnastik, wie ich mein morgendliches Programm immer nenne, und führte routiniert meinen energetischen Schutz an diesem Tag somit ein zweites Mal durch.

Anschließend führte Sophia mich zu einer imaginären Tür, die ich vor meinem geistigen Auge sah, sie öffnete sie, ging hindurch und schloss sie wieder. Sophia leitete mich an, eine Treppe, die sich nun ebenfalls vor meinem geistigen Auge befand, mit ihren zehn Stufen Schritt für Schritt hinabzusteigen. Zuerst kam die zehn, dann die neun, die acht … und als wir bei der fünften Stufe angelangt waren, gab sie mir das Foto von Schnucki erneut in die Hand.

So nahm ich schon Verbindung zu der Katze auf, als ich die verbleibenden fünf Stufen unter Sophias Anleitung weiter hinunterschritt.

»Die vier, die drei, die zwei, die eins und nun bist du in deinem wunderschönen Alphapark«, hörte ich Sophia schon ein wenig wie durch Watte sprechen.

Und tatsächlich, ich war umgeben von einer traumhaft schönen Landschaft. Ein saftiges Grün umgab mich. Ich stand mitten in der Natur, umgeben von unzähligen Bäumen, bunt blühenden Sträuchern, unterschiedlichsten Gräsern und einem Meer von wohlduftenden Blumen. Blüten, zauberhaft schön in ihren schillernden Farben. »Ich bin im Paradies!«, überkam es mich, und ich fühlte mich einfach nur noch glücklich. Es duftete herrlich frisch, wunderschöne Schmetterlinge umkreisten mich, und die Bäume waren so hoch, als wollten sie tatsächlich in den Himmel wachsen. Mit großen Schritten ging ich durch das hohe Gras.

Und dann hörte ich, wie Sophia auf einmal sagte: »Und nun kannst du Schnucki treffen. Schau einmal, ob sie dir begegnet.« Ich war offen für Schnucki, und noch bevor ich lange suchen musste, kam diese wunderschöne, getigerte Katze auch schon mit erhobenem Schwanz auf mich zu. Wir schauten uns freundlich an, und Schnucki strich mir mit ihrem buschigen Schwanz um die Beine.

Sophia hielt mich an, Schnucki mit meinen eigenen Worten zu begrüßen und sie zu fragen, ob sie bereit sei, mit uns zu arbeiten. Nachdem Schnucki mir ihr Einverständnis gegeben hatte, gingen wir beide zu einem Baum, dessen Wurzeln in einen Bachverlauf mündeten. Die Sonne schien herrlich warm auf uns, als ich Sophia erneut hörte:

»Nun mach dich so klein wie ein Floh oder eine Ameise!«, sprach sie, und bevor ich mich versah, schrumpfte ich von meinen 178 cm auf die Größe eines Winzlings. Schnucki stand vor mir, und ich musste meinen Kopf ziemlich weit hochrecken, um nun zu dieser großen, schönen Katze aufschauen zu können.

»Jetzt suche dir eine Körperöffnung und spring in sie hinein!« Sophia war liebevoll und dennoch sehr klar in ihren Ansagen.

Ohne groß nachzudenken sprang ich in das geöffnete Maul dieser Katze. Ich sah ihre große Zunge direkt vor mir und am Ende eines tosenden Stromes, der ihr Speichelfluss war, konnte ich in ihren Rachen sehen.

Sophia leitete mich weiter an: »Du verbindest dich mit jedem Atemzug tiefer und tiefer mit Schnucki. Wo befindest du dich gerade?«, fragte mich Sophia, und ich antwortete: »Ich sitze nun auf der Zunge.«

»Möchtest du dortbleiben, oder willst du lieber woanders hingehen?«, fragte sie mich. In dem Moment kam mir der Gedanke: »Ich würde auch gerne mal zum Auge der Katze gehen«, als ich auch schon dort war. Ich stellte mich direkt hinter Schnuckis Pupille und konnte nun aus den Augen der Katze schauen. Das fand ich richtig spannend, zumal es dort wesentlich trockener war als hinter ihrem Zäpfchen.

Ich sah also nun durch Schnuckis Augen und spürte mich vollkommen eins mit dieser Katze. Plötzlich sah ich einen Türrahmen mit einer geöffneten Tür, und dahinter stand eine dunkelhaarige Frau. Sie sah mich an und sprach zu mir:

»Schnucki, du sollst nicht immer in die Ecke pinkeln, das habe ich dir doch schon so oft gesagt.« Ich fühlte mich beschämt und traurig zugleich. Ich hatte Schuldgefühle und fühlte mich schlecht. Die dunkelhaarige Frau sah ebenfalls traurig aus. Sie redete viele Worte durcheinander, schimpfte – nicht mit mir –, sondern mit irgendjemandem, obwohl sie ganz alleine in dem Raum war. Immer stärker konnte ich ihre Verzweiflung spüren und den fast schon ohnmächtigen Zustand, in dem sie sich befand.

Ich fühlte mich als Schnucki, und ich war Schnucki. Meine Traurigkeit und Ratlosigkeit nahmen zu. Ich sah dort mein Frauchen stehen, die sichtlich überfordert, unausgeglichen und sehr unzufrieden mit jemandem schimpfte, obwohl sie alleine war.

Es ging um einen Mann, das konnte ich sehr deutlich spüren, und dieser Mann trank viel zu viel Alkohol, das war mir als Schnucki plötzlich so glasklar bewusst, wie nur etwas klar sein konnte.

›Und Frauchen ist überfordert und hilflos, weil sie nicht weiß, wie sie sich in dieser Situation am besten verhalten soll‹, überkam es mich.

Ich stand ratlos im Türrahmen, und noch bevor ich es kontrollieren und verhindern konnte, drückte ich tatsächlich auch schon wieder ein paar Urintröpfchen in genau die Ecke, die sowieso schon ziemlich unangenehm roch.

Frauchen war außer sich und warf ihr Geschirrtuch nach mir. Ich lief ganz schnell zu einem Körbchen mit rotem Kissen, auf dem ich mich gekonnt wie eine Schnecke einrollte.

Es war nun ganz still, und dann hörte ich mein Frauchen in der Küche weinen. Mein Herz blutete, denn ich hatte mein Frauchen sehr lieb und wollte doch einfach nur gut zu ihr sein. Doch nun konnte ich nicht zu ihr gehen, weil sie auch sauer auf mich war. Es war eine schreckliche Situation.

Laut sprach ich während der ESA alles aus, was mir auf der Seele brannte, und ich konnte mich nur in ganz wenigen Momenten daran erinnern, dass Sophia ja immer noch hinter dem Stuhl stand, auf dem ich als Kirsten saß. Ich war jetzt Schnucki und hatte arge Probleme.

Sophia fragte mich: »Schnucki, was brauchst du, damit es dir besser geht und du nicht mehr in die Ecken urinierst.« »Ich wünsche mir, dass mein Frauchen wieder glücklich ist. Sie soll sich von diesem Mann verabschieden. Er tut ihr überhaupt nicht gut. Mein Frauchen leidet, und weil sie leidet, habe ich ständig einen so starken Druck auf meiner Blase.«

»Gut«, meinte Sophia, »das werde ich ihr sagen. Gibt es sonst noch etwas, was du gerne loswerden möchtest?« »Ich möchte im Frieden mit meinem Frauchen leben, und sie soll sich nicht mehr so viele Sorgen machen. Wir haben uns beide, und wir lieben uns. Alles ist gut, wenn sie nur diesen Mann loslassen könnte.«

»Das werde ich deinem Frauchen genauso mitteilen«, hörte ich Sophia sprechen und fühlte mich allein schon deshalb deutlich erleichtert.

»Was kannst du denn für dich tun, Schnucki, damit es dir besser geht?«, fragte Sophia mich.

In dem Moment spürte ich, wie sehr mich die Situation überforderte, verantwortlich für mein Frauchen sein zu wollen. Es erschöpfte mich zutiefst. Ich war müde und wollte am liebsten erst einmal nur noch ganz viel schlafen. »Ich werde jetzt häufiger zu meinem Lieblingsplatz gehen, mich auf meinem roten Kissen zusammenrollen und einfach nur schlafen. Ich möchte mich jetzt noch mehr um mich selber kümmern und erst einmal wieder zu

Kräften kommen«, hörte ich mich als Schnucki sprechen. »Gut Schnucki, nimmst du die neu gewonnenen Erkenntnisse mit in dein Leben und änderst nun auch dein Verhalten?« Sophia sprach sehr ruhig und klar.

»Ja, damit bin ich einverstanden. Das fühlt sich jetzt für mich richtig gut an«, empfand ich als Schnucki. Schon in dem Moment fühlte ich mich deutlich leichter und befreiter.

Sophia sprach: »Schnucki, ich danke dir für die gute Zusammenarbeit und verabschiede mich nun von dir. Mama, bitte bedanke auch du dich bei Schnucki und verabschiede dich ebenfalls von ihr. Mach dir bewusst, dass du jetzt wieder die Verantwortung für dein Leben übernimmst und dass du Schnucki die Verantwortung für ihr Leben überlässt. Jetzt kannst du wieder aus Schnucki herausspringen.«

Das tat ich daraufhin mit einer sportlichen Leichtigkeit, die mich selber ein wenig überraschte. Ich stand nun direkt vor Schnucki und sah ihre langen Krallen. Beim Blick nach oben schien sie mir unendlich groß zu sein.

»Mama!«, hörte ich Sophia dumpf, wie aus weiter Ferne, »du machst dich jetzt wieder groß. So groß, bis zu deiner Normalgröße.«

Wie bereits zu Anfang erwähnt, war es das erste Mal, dass Sophia und ich diese ESA so durchführten. Deshalb war ich wohl für einen Moment irritiert. »Wie, ich soll mich jetzt wieder so groß machen?« In der Tat klang dies für einen Moment sehr eigenartig.

Und dann folgte ich dieser Anweisung, wurde größer und größer. Ich sah, während ich wuchs, direkt in Schnuckis Gesicht, und schon war ich wieder so groß, dass ich sie von oben betrachten konnte.

Ich war wieder die Kirsten, mit deren körperlicher Form ich mich in diesem Leben bisher ausschließlich identifiziert hatte.

»Und nun gehst du alleine aus deinem Alphapark hinaus und zurück zu der Treppe mit den zehn Stufen«, sprach Sophia weiter.

Sophia schien erleichtert, als sie mich wieder als »Mama« die Treppenstufen hochgehen ließ. »Erst kommt die eins, die zwei, die drei«… und bei der fünften Stufe forderte sie mich auf, mich zu vergewissern, ob ich auch wirklich alles aus dem Alphapark hinter mir gelassen hätte.

Sie nahm das Foto von Schnucki aus meinen Händen und führte mich die verbleibenden Stufen bis zur ersten wieder nach oben. Dort angekommen, öffnete ich die Tür, überprüfte noch einmal, ob ich auch wirklich alles aus meinem Alphapark zurückgelassen hatte und ging hinaus. Die Tür zog ich fest hinter mir zu.

Ich öffnete meine Augen und sah Sophia an. Die schaute fragend.

»Na, und, wie hast du es empfunden?« Für einen Moment war ich sprachlos. Was bitte schön, war da gerade passiert? Ich war in einem wunderschönen Alphapark gewesen, anschließend auf einem riesigen Speichelstrom, versteckt hinter einem Zäpfchen, und danach konnte ich durch die Augen der Katze Schnucki schauen?

»Wie abgefahren ist das denn, bitte schön?«, entfuhr es mir, und ich war immer noch mehr als überrascht. »Das ist ja fantastisch! Wie genial doch unser Geist ist!« Nach und nach erkannte ich, was mir während der ESA passiert war.

Dabei fiel mir eine Aussage ein, die ich irgendwo gelesen hatte. »Unser Geist ist grenzenlos, und wir können reisen, wohin wir wollen.«

Ich umarmte Sophia vor lauter Glück und Dankbarkeit. Was für eine wundervolle Erfahrung! Ich konnte erleben, wie genial der Geist ist und dass er sich in jede andere Form begeben kann, wohin er auch immer will.

»Das muss aber sehr verantwortungsbewusst gehandhabt werden«, sagte ich zu Sophia. »Ja klar, hier spielt die Ethik eine ganz große Rolle«, erwiderte sie.

»Und was ist mit Schnucki?«, fiel mir nun ein. »Hat ihr Frauchen tatsächlich schwarze Haare? Und ist Schnucki wirklich unsauber und macht in die Ecken?« Ich wusste ja vorher gar nichts über die Katze und ihre Lebensumstände.

»Ob Frau Heinemann schwarze Haare hat, weiß ich nicht«, meinte Sophia. »Ich werde sie bei unserem nächsten Telefonat danach fragen. Und ja, Schnucki macht leider ständig in die Ecken.«

»Ist sie denn in ihrer Partnerschaft unglücklich?«, wollte ich noch wissen. Sophia sagte, dass sie dies alles nicht wisse und bei dem nächsten Telefonat abklären wolle.

Einen Tag später telefonierten Sophia und Frau Heinemann miteinander. Sophia berichtete einleitend, dass wir beide die ESA zusammen durchgeführt hätten, und erzählte von meinen Wahrnehmungen, während ich in Schnuckis Körper war.

Schon nach den ersten Sätzen fing Frau Heinemann an zu weinen, wie mir Sophia später berichtete.

»Alles stimmt«, schluchzte sie ins Telefon. »Mein Lebensgefährte trinkt seit Jahren viel zu viel. Am Anfang hat mich das weniger belastet, aber mit zunehmender Zeit kann ich es kaum noch ertragen. Er wird dann laut und ungehalten. So möchte ich das nicht mehr. Ich wünsche mir doch etwas ganz anderes, weiß aber auch nicht, was ich machen soll. Ich habe ihm schon so oft geraten, eine Therapie zu machen, aber er ändert nichts.«

»Sind Sie denn bereit, etwas zu verändern?«, hat Sophia daraufhin Frau Heinemann gefragt, und unter vielen Tränen kam ganz kleinlaut zurück: »Das muss ich dann jetzt wohl tun! Wenn das der Grund dafür ist, dass meine Schnucki in die Ecken macht, aus

Hilflosigkeit und weil sie unglücklich ist, muss ich etwas ändern, denn sonst ändert sich ja offensichtlich nichts.«

Sophia beglückwünschte Frau Heinemann zu ihrem großen Schritt, den sie bereit war zu gehen, und verwies sie an mich als Coach und Bewusstseinstrainerin, falls sie weitere Unterstützung brauchen und annehmen wollte.

Nach diesem ersten ESA-Erlebnis durfte ich weitere Male Surrogatperson sein, und ich genieße jedes Mal die Lebendigkeit und Grenzenlosigkeit meines Geistes.

Sophia berichtet aus ihrer Praxis: Stute Berry leidet unter Druck

Eines Tages schrieb mir Frau Schüttler Folgendes:

»Meine Tochter Marie hat sich vor einem halben Jahr ein Pferd namens Berry gekauft. Nun haben wir feststellen müssen, dass die Stute offensichtlich sehr viele Ängste hat. Unser größter Wunsch ist, dass Berry und meine Tochter noch viel Freude miteinander haben werden.

Hier kommen nun unsere Fragen.«

Ich nahm Kontakt zu der Stute auf.

»Berry, was hast du bisher erlebt?«
Sie antwortete: »Ich wurde auf Leistung gedrillt. Die Menschen sind unfair mit mir umgegangen. Mein Alltag bestand aus Druck und Zwang. Ich musste funktionieren, gehorchen und Leistung bringen. Sie sind grob und herrisch mit mir umgegangen. Ich musste oft Dinge tun, die ich gar nicht wollte. Sie haben mich geschlagen,

wenn ich nicht das machte, was sie von mir verlangten. Menschen zu vertrauen, fällt mir schwer. Zu oft haben sie mich und mein Vertrauen ausgenutzt. Da waren wenig Gefühl und keine Freude.«

»Was möchtest du uns sagen?«
»Ich bin sehr sensibel. Ich wünsche mir, dass mit mir achtsam umgegangen wird. Ich mag es nicht, wenn ich funktionieren muss. Ich möchte Spaß und Freude mit meinem Menschen haben. Eigentlich zeige ich gerne, was ich kann. Ich mochte es immer, wenn sie zu mir sahen. Aber noch mehr brauche ich zurzeit, meine Seele baumeln zu lassen. Auch habe ich extreme Angst vor Enge. Der Anhänger macht mich panisch, und ich will nicht mehr transportiert werden. So oft musste ich in meinem bisherigen Leben in diesem Ding fahren. Immer war es mit Leistung und Druck verbunden. Ich will das nicht mehr. Jedenfalls jetzt nicht. Ich brauche erst einmal Ruhe und Zeit für mich. Bei mir ankommen und Freude empfinden; auch mit Marie.«

Aufgrund des hohen Stresslevels von Berry habe ich drei Emotionale Stressablösungen durchgeführt. Diese trugen dazu bei, dass die Stute ihre Ängste und Traumata auflösen konnte. Auch mit der guten Zusammenarbeit der Halterin konnte Berry zunehmend Vertrauen gewinnen und sich immer mehr entspannen.

Buffy, ein Australian Shepherd hat Ängste

Frau Munster schrieb mir:

»Unser Liebling Buffy kam von dem Züchter zu uns, als er 14 Wochen alt war. Er war immer ein sehr kontaktfreudiger, fröhlicher Hund, doch seit geraumer Zeit mag er nicht mehr mit anderen Hunden spielen.

Außerdem reagiert Buffy seit Kurzem auf laute Geräusche besonders ängstlich. Ich weiß nicht, woran das liegt. Die einzige Veränderung, die es gab, war der plötzliche Tod unserer Hündin Laura vor ca. drei Monaten.«

Im Namen von Frau Munster stellte ich Buffy die Fragen:

»Du hast große Angst vor lauten Geräuschen. Woran liegt das?«
»Kurz nachdem Laura nicht mehr da war und ich schlief, war plötzlich ein ganz lautes Geräusch im Haus. Ich erschrak so sehr, dass ich seitdem extrem ängstlich und schreckhaft bin. Außerdem fehlt mir Laura. Sie gab mir immer ganz viel Schutz und Sicherheit, doch jetzt fühle ich mich alleine und hilflos.«

»Du spielst selten mit anderen Hunden. Woran liegt es?«
»Ich bin zurzeit sehr traurig und nehme euch auch bedrückt wahr. Von daher bin ich momentan am liebsten zu Hause in eurer Nähe.«

Zwei Entstressungen waren nötig, damit Buffy seine Ängste und Trauer loslassen konnte. Schon bei der ersten ESA kam heraus, wie sehr ihn der kürzliche Tod der Hündin aus dem Gleichgewicht gebracht hatte.

Nach der zweiten ESA beobachtete die Halterin, dass er wieder ganz anders im Kontakt mit Hunden sein konnte und sogar viel Freude daran empfand, mit mehreren Artgenossen gleichzeitig spielen zu können.

Systemische Tieraufstellung

Da Tiere sehr feinfühlig in ihrer Wahrnehmung sind, spüren sie meistens recht schnell eine Missstimmung oder Disharmonie innerhalb ihrer Familie und reagieren dementsprechend zum Beispiel mit Unsauberkeit, Aggression oder Angst.

In einer systemischen Aufstellung werden auf einfache und leichte Weise die Aspekte der gegenwärtigen Lebenssituation, wie zum Beispiel unbewusste Verhaltensweisen, Konflikte und Blockaden, bewusst gemacht und aufgezeigt. Es wird erkannt, welche Veränderungen vorgenommen werden wollen, damit sich das eigene Leben zum Positiven wenden kann. Bei einer Aufstellung geht es nicht darum, andere Menschen und Tiere zu verändern oder gar zu manipulieren. Wenn es unser eigenes »inneres« Drehbuch ist, das uns schadet, können nur wir es ändern. Dies wirkt sich wiederum auf alle Menschen und Tiere unserer Umgebung aus.

Anwendungsbeispiele

- Ängste, Aggressionen, Zwänge
- Konflikte innerhalb einer Familie, Herde oder eines Rudels
- Eifersucht von Tieren innerhalb der Familie oder Herde
- Unsauberkeit/Stubenunreinheit
- Veränderungen innerhalb der Familie oder Herde
- Wiederkehrende oder chronische Erkrankungen

Sophia berichtet aus ihrer Praxis: Maxi, der ewig unruhige und hungrige Kater

Sieglinde Neugebauer sandte mir eine E-Mail. Darin beschrieb sie die Situation mit ihrem Kater:

»Maxi ist ein großer Kater und kam vor sechs Jahren halb verhungert zu mir. Er muss zuvor viele Traumata erlebt haben. Ständig hat Maxi Hunger, selbst dann, wenn er erst kurz zuvor etwas gegessen hat. Des Weiteren will er ständig nach draußen, und wenn ich ihn dann hinausgelassen habe, kratzt er auch schon wieder an die Fensterscheibe, um hereinzukommen und weiterzufressen. Am liebsten ist er mit mir zusammen im Garten. Doch da ich beruflich sehr eingebunden bin, habe ich dafür leider nur, wenn überhaupt, am Wochenende Zeit.

Deshalb überlege ich, ihn wegzugeben. Mich belastet das Gefühl, Maxi nicht gerecht werden zu können. Außerdem ziehe ich demnächst eventuell aus beruflichen Gründen um, und ich weiß nicht, ob ich ihn dahin mitnehmen kann. All das wird mir einfach zu viel.«

Ich ging mit dem Kater in die Kommunikation. Im Namen von Sieglinde Neugebauer fragte ich ihn:

»Maxi, fühlst du dich wohl bei mir, oder möchtest du lieber bei anderen lieben Menschen wohnen, die mehr Zeit für dich haben?«

Maxi antwortete:

»Ich liebe es, in deiner Nähe zu sein. Wenn du umziehen solltest, möchte ich natürlich mit. Ich bin mir sicher, dass das kein Problem sein wird.

Ja, ich habe viel erlebt und kann deshalb nicht so entspannt sein. Aber trotzdem ist es kein Grund für mich, sich zu trennen. Ich bin davon überzeugt, dass du nicht glücklich bist, wenn du ganz alleine lebst. Ich möchte dir ein guter Freund sein und an deiner Seite stehen.«

»Was wünschst du dir von mir?«
»Du könntest einen Durchgang durch die Tür schaffen, sodass ich zu jeder Zeit rein- und rauslaufen und fressen kann. Wenn du es jedoch nicht möchtest und keine Lust mehr auf mich hast, kann ich es dir niemals recht machen. Ich würde deine Entscheidung akzeptieren und das neue Zuhause annehmen.

Mein größter Wunsch ist es, dass du dich entscheidest. Deine zerrissenen Gedanken tun uns beiden nicht gut. Unser Zusammenleben kann wundervoll sein, aber nur, wenn du es auch aus tiefstem Herzen möchtest.«

Aufgrund dieser Tierkommunikation wird deutlich, wie wichtig es für Tiere ist, dass ihre Menschen Klarheit gewinnen und dementsprechend Entscheidungen treffen. Das, was für die Halterin ein großes Problem darstellte, war für die lösungsorientierte und optimistische Einstellung der Katze eher unerheblich.

Im Anschluss an die Tierkommunikation führte ich mit Sieglinde Neugebauer eine systemische Aufstellung durch. Sie fand Klarheit, indem sie sich für ein Leben mit Maxi entschied und in die Nähe ihres Arbeitsplatzes zog. Auch reduzierte sie ihre Arbeitszeit.

Bachblütentherapie

Bachblüten sind Extrakte aus Blüten, die disharmonische Emotionen und Gefühle positiv beeinflussen können. Der Name stammt von Dr. Edward Bach (1886-1936), der diese Heilweise am Anfang des vorigen Jahrhunderts entdeckte. Seitdem gelten Bachblüten als geeignetes Mittel bei emotionalen Problemen aller Art, zum Beispiel bei Schlafstörungen, emotionalem Stress oder Ängsten, sowohl für Menschen als auch für Tiere.

Die Wirkung der Bachblüten trägt dazu bei, dass sich negative Emotionen in positive wandeln und sich ein störendes Verhalten in ein angenehmes umkehrt. So kann ein Tier mit ängstlichem Verhalten nach der Einnahme von ausgewählten Blüten selbstbewusster werden und innere Stärke entwickeln.

Ein störendes Verhalten, wie zum Beispiel Unsauberkeit, kann mit der Behandlung verschwinden.

Sophia berichtet aus ihrer Praxis: Hündin Cinderella hält Abstand

Cinderella ist mittlerweile 16 Jahre alt. Wenn es nach ihr gegangen wäre, hätte sich nichts geändert. Bis vor etwa fünf Jahren schien die Familienkonstellation perfekt. Rudi und Carola waren ihre beiden Bezugspersonen, und Cinderella liebte es, im Mittelpunkt zu stehen. Doch dann kam Leni dazu. Leni ist die Tochter des Ehepaars und mittlerweile fünf Jahre alt. Rudi und Carola schrieben mir:

»Cinderella hält einen gewissen Abstand zu unserer Tochter Leni und lässt sich von ihr nicht freiwillig anfassen. Leni würde gerne ihre Freundin sein und einen ähnlich vertrauten Umgang mit ihr pflegen, wie wir es tun.«

Ich ging in die Kommunikation mit Cinderella. Ich nahm sie als sehr eigen, fast schon mürrisch wahr. Offensichtlich wusste sie ganz genau, was sie wollte und was nicht.

Meine erste Frage an Cinderella lautete:

»Cinderella, wie muss Leni sich verhalten, damit du dich von ihr anfassen und vielleicht sogar streicheln lässt?«
»Ich bin unglaublich genervt von Leni. Ich finde sie schrecklich laut. Damals hatte ich eine Einzelstellung in der Familie. Es war früher so schön ruhig. Diesen Lärm mag ich einfach nicht. Leni soll mich am besten gar nicht beachten, oder wenn sie dann doch mal in meine Nähe kommt, kann sie mir höchstens Leckereien geben. So richtige Leckereien, nicht das übliche Futter. Das würde ich dann ganz gut von ihr finden.

Doch irgendetwas steht zwischen Leni und mir. Sie soll auf keinen Fall hinter mir herlaufen und schon gar nicht auf Zwang versuchen, mich anzufassen.«

Carola hatte zusätzlich zu ihrer nächsten Frage noch eine Anmerkung hinzugefügt:
»Cinderella ist zeitweise etwas unsauber und trifft dann neben ihr Katzenklo. Dieses tritt in Schüben auf, und dann ist wieder eine Weile alles gut.«

Frage dazu:
»Cinderella, hat diese Unreinheit einen tieferliegenden Grund? Können wir zu einer Verbesserung beitragen?«

»Ich bin immer mal wieder extrem unzufrieden. Ich weiß ganz genau, was ich will und was nicht. Und dann ist das Maß mal wieder so richtig voll. Dann lasse ich Druck ab.«

»Cinderella, wir möchten gerne wissen, wie im Allgemeinen dein ›Wohlfühlzustand‹ ist?«
»Grundsätzlich fühle ich mich wohl. Meine Menschen mag ich gerne. Ich liebe es, auf der Terrasse auf einem der Stühle oder einem Schoß in der Sonne zu liegen. Das finde ich richtig gut. Ich genieße es vor allem, dabei Ruhe zu haben. Wichtig ist für mich einfach nur die Ruhe. Ich mag keine Störungen. Ich hasse es, wenn es laut und hektisch ist.«

»Gibt es etwas, was dich am bzw. im Haus stört?«
»Nein eigentlich nicht. Ich mag keine anderen Katzen oder Hunde. Ich liege gerne draußen auf einer Liege, ich liebe es aber auch sehr, drinnen zu sein.«

»Cinderella und nun die letzte Frage. Bereitet dir irgendetwas Schmerzen?«
»Mein Körper fühlt sich so weit gut an. Ich habe hier und da mal kleine Beschwerden, aber davon lasse ich mich nicht unterkriegen. Ich bekomme das schon wieder alleine hin, denn ich mag nicht zum Arzt gefahren werden. Körperlich geht es mir wirklich gut.«

Damit Cinderella unter Berücksichtigung ihrer Wünsche die Situation mit Leni besser annehmen konnte, habe ich Rudi und Carola die Gabe von Bachblüten für Cinderella empfohlen. Diese besorgten sie sich daraufhin in der Apotheke.

Homöopathie

Homöopathische Mittel werden aus Pflanzen gewonnen, aus Mineralien und auch zum Beispiel aus dem Gift einer Wespe. Die Homöopathie besagt, dass mit der Gabe des richtigen Mittels und dessen Potenz ein Reiz entsteht, der die Selbstheilungskräfte unterstützt. In der Homöopathie gibt es viele verschiedene Mittel und Potenzen, die helfen können. Hier ist ein erfahrener Homöopath gefragt.

Sophia berichtet aus ihrer Praxis: Hündin Lady ist eifersüchtig

Bettina Heinzmann schrieb mir eine E-Mail:

»Lady ist ungefähr sechs Jahre alt und lebt seit drei Jahren bei meinem Sohn. Er hat sie aus dem Tierheim geholt, das ganz in unserer Nähe ist. Da mein Sohn sie nur an drei Tagen in der Woche aus beruflichen Gründen mitnehmen kann, ist Lady meistens an drei Tagen in der Woche tagsüber bei mir oder bei der Freundin meines Sohnes. Morgens, vor der Arbeit geht mein Sohn über eine Stunde im nahegelegenen Wald mit Lady spazieren und abends, wenn er nach Hause kommt, ebenfalls. Anfangs war Lady sehr ängstlich. Mit ganz viel Geduld haben wir ihr gezeigt, dass sie vor dem Straßenverkehr mit den vielen Autos und Bussen keine Angst haben muss. Mittlerweile fährt sie sogar Aufzug und ist dabei entspannt.

Zu Hause ist sie auch sehr ruhig und zu allen freundlich, sogar zu unseren Katzen, obwohl die bei uns der Boss sind. Vor Menschen hat Lady keine Angst. Auch unterwürfig ist sie nicht, im Gegenteil sogar eher sehr selbstbewusst.

Wenn sie mit meinem Sohn zu den täglichen Hundetreffs geht und alle um sie herumtoben, setzt sie sich meistens ganz ruhig hin und schaut dem Geschehen zu.

Nur ab und zu kommt ihre Eifersucht durch, wenn ich auch mal andere Tiere streichle. Vor zwei Wochen haben wir eine zweite Hündin aus dem Tierheim auf Probe dazugeholt und wollen schauen, ob das mit den beiden klappt und sich Lady dann vielleicht noch wohler fühlt.

Hier kommen nun unsere Fragen an Lady:

»Lady, wie kommst du damit zurecht, dass die Hündin Luzie dazugekommen ist. Macht dir das etwas aus?«

In der Tierkommunikation antwortete mir die Hündin:

»Sagen wir es mal so. Ich hätte keine zweite Hündin als Familienmitglied benötigt. Ich war auch alleine glücklich. Aber es ist nun okay, dass sie da ist. Ich möchte nur nicht noch mehr im Schatten stehen.«

»Warum zerbeißt du immer wieder deine Pfoten? In den letzten Wochen war das ganz schlimm. Wir waren schon beim Tierarzt, aber alle Anwendungen nützten nichts.«
»Ich beiße an meinen Pfoten, wenn ich Kummer habe. Ich versuche, ihn so zu verarbeiten. Wenn die Stellen entzündet sind, jucken sie zusätzlich sehr stark und deshalb knabbere ich dann noch mehr an den Pfoten.«

»Wie wohl fühlst du dich bei Bianca, der Freundin meines Sohnes, wenn du dort bist? Ist es okay, oder ist es dir dort zu unruhig?«

»Es ist okay bei Bianca. Aber am liebsten bin ich zu Hause oder bei Oma. Wenn ich von nun an einen Tag weniger zu Bianca gehen würde, wäre das auch okay.«

»Wie geht es dir bei der Oma? Fühlst du dich wohl und geborgen? Du scheinst zwar sehr begeistert, wenn dein Herrchen sagt: Es geht zur Oma, aber vielleicht fehlt dir doch etwas?«
»Ich liebe meine Oma. Wir verstehen uns sehr gut. Wir sind auf einer Ebene. Ich genieße ihre Anwesenheit und Ruhe. Ganz besonders mag ich die schöne Atmosphäre und Harmonie in ihrem Zuhause. Ich lege großen Wert auf eine schöne Atmosphäre. Die brauche ich, um mich wohlzufühlen.«

»Liebe Lady, hast du Fragen oder eine Bitte an deine Familie?«
»Kann ich noch häufiger bei Oma sein? Ihre Nähe und Ruhe tun mir so gut. Sie ist mein Seelengefährte.«

Nur drei Wochen später erhielt ich ein erneutes Schreiben von Ladys Oma.

»Liebe Frau Eickelpoth-Rauer, seitdem wir vor drei Wochen Kontakt hatten, ist bei uns ganz viel passiert. Lady geht es leider gar nicht gut, und ich bitte Sie erneut, Lady nachfolgende Fragen zu stellen. Vorab schon mal so viel: Es ging nicht mehr mit Luzie, und wir haben sie der Vermittlerin zurückgegeben, von der wir sie bekommen hatten. Die Frau meinte, dass Luzie sich sehr gut gemacht hätte in der Zeit, in der sie bei meinem Sohn war. Sie wäre jetzt den Menschen gegenüber viel aufgeschlossener. Es geht ihr wirklich gut.

Allein durch die kurze Anwesenheit von Luzie hat mein Sohn vieles erkannt, und dafür sind wir der Hündin sehr dankbar. Lady hat in den letzten drei Wochen enorm abgebaut. Sie verlor über zwei Kilo an Gewicht. Auch verlor sie ihr Fell, sodass sie jetzt richtig abgemagert aussieht. Lady lag plötzlich nur noch apathisch herum, und dann kam auch noch die heftige Blasenentzündung, die jetzt mit medikamentöser Unterstützung am Abklingen ist. Deshalb nässt sie auch nachts in ihrem Körbchen ein. Lady zerbeißt sich jetzt noch mehr die Pfoten als sonst, obwohl sie ohne Luzie deutlich entspannter wirkt.

Da uns das Wohlergehen von Lady sehr am Herzen liegt, war mein Sohn mit ihr nicht nur beim Tierarzt, sondern auch wiederholt beim Physiotherapeuten.

Und hier kommen nun meine Fragen:

»Lady, wie geht es dir jetzt? Bist du wegen deiner Blasenentzündung so ruhig, oder hast du noch etwas auf dem Herzen? Nachdem Luzie nicht mehr da war, wirktest du die ersten Tage so aufgekratzt und glücklich, wieder alleine zu sein. Ist das so?«

Ich ging mit Lady in die Kommunikation. Im ersten Moment war ich erschrocken. Ihr Ausdruck war ein anderer als noch bei der ersten Kontaktaufnahme vor drei Wochen.

»Ich bin ziemlich betrübt und fühle mich überfordert mit der neuen Situation. Das ist jetzt gar nicht negativ gemeint. Ich fühle mich nur insgesamt sehr schlapp. Körperlich habe ich keine Schmerzen, es sind die Nachwehen der letzten Wochen und Monate. Ich glaube, ich bin in einem absoluten Erschöpfungszustand.

Der Tierarzt stresst mich zusätzlich sehr, nervlich bin ich nicht stabil. Ich leide nicht. Im Gegenteil, ich bin froh, dass Luzie nun weg ist. Es ist dennoch eine große Umgewöhnung. Es ist keine leichte Zeit.«

»Wir machen uns wirklich große Sorgen um dich, unsere geliebte Lady. Wir wünschen uns so sehr, dass du wieder gesund wirst und so lebensfroh, wie du immer warst. Du wirkst sehr traurig. Hast du das Gefühl, dass dir der Arzt und Physiotherapeut helfen könnten? Und wie findest du es, dass du nun auch häufiger bei deiner Oma sein kannst?

Weil du so viel abgenommen hast, haben wir immer wieder neue Futtersorten ausprobiert. Was schmeckt dir denn am besten?«

Darauf antwortete Lady:

»Ruhe, ich brauche jetzt ganz viel Ruhe. Der Physiotherapeut bringt im Moment nicht so viel. Wir müssen zurzeit eher nicht dorthin. Auch möchte ich nicht von einem zum nächsten Termin gefahren werden. Ich will einfach entspannen und meine Ruhe haben.

Ich finde die Lösung gut, dass ich jetzt noch häufiger bei Oma sein kann.

Viele Futterwechsel sind nicht gut für mich. Ich brauche ein geregeltes Futter. Naschen tue ich natürlich gerne zwischendurch. Ich fresse eigentlich alles.«

Als Unterstützung bietet es sich hier an, zu einem Homöopathen zu gehen, der Lady hilft, körperlich zu gesunden und emotional unterstützt zu werden.

Sterbebegleitung von Tieren

Molli und die Sterbebegleitung

Unsere Hündin Molli kam als Welpe zu uns. Ihr Vater war ein Neufundländer und ihre Mutter ein Schäferhund.

Molli war von Anfang an eine eigenwillige Hündin, mit großen Pfoten und langem schwarzen Fell, gleich einer Bärin. Ich habe sie geliebt und mit zunehmendem Alter sah ich mehr und mehr eine alte weise Frau in ihr.

Obwohl Molli bereits über 17 Jahre alt war und sich selbst kaum noch auf ihren Hinterbeinen tragen konnte, hatte sie den eisernen Willen, bei uns zu bleiben. Drei Schlaganfälle überstand sie in den Jahren zuvor, ohne bleibende Schäden davongetragen zu haben. Sie war eine wahre Kämpferin.

Eines Tages lag Molli ziemlich geschwächt in ihrem Körbchen und heulte plötzlich wie ein Wolf auf. Obwohl ich mir so sehr wünschte, sie bis zum Schluss ohne die Hilfe eines Tierarztes begleiten zu können, befürchtete ich in dem Moment, ihn doch anrufen zu müssen, damit er sie erlösen konnte.

Ich hatte bereits das Telefon in der Hand, als Molli sich unerwartet mit letzter Kraft aufbäumte. Eindringlich sah sie mich an, und ich hörte, wie sie mir befahl: »Das wirst du nicht tun!« Ich folgte ihrem Wunsch, Molli kam wieder zu Kräften und lebte anschließend weitere Monate glücklich mit uns.

Doch eines Tages war es so weit. Molli und ich spürten, dass nun das Ende ihres irdischen Lebens gekommen war. Sie lag weich gebettet, und ich hielt ihre Pfoten in meinen Händen. Während ich ihr über den Kopf strich, sagte ich: »Lass los mein Liebling, ich bin bei dir. Es ist alles gut. Ich liebe dich!« Ich dankte ihr für ihre Liebe und Treue, für die Geduld, die sie stets mit mir hatte und überhaupt für die fast 18 Jahre, die wir gemeinsam erleben durften.

Aber Molli konnte nicht gehen. Intuitiv spürte ich, dass sie noch irgendetwas hielt. Ich rief Sophia an und bat sie mit der Tierkommunikation um Hilfe. Nach nur wenigen Minuten kam ihr Rückruf, und sie ließ mir von Molli ausrichten, dass es drei Gründe gebe, weshalb sie noch nicht gehen könne.

Es waren sehr berührende Mitteilungen, die ich hier nicht näher erläutern möchte. Doch nachdem ich um diese noch zu klärenden Themen wusste, konnte ich ganz anders auf Molli eingehen. Ich teilte ihr diesbezüglich meine Meinung mit, dass ich im Frieden damit sei und auch sie deshalb wirklich loslassen und gehen könne. Als ich das ausgesprochen hatte, schloss Molli ihre Augen und schlief friedlich ein. Ihre Vorderpfoten lagen immer noch ruhig in meinen Händen, und es war ein unbeschreiblich schöner Moment.

Aus tiefstem Herzen wünsche ich jedem Lebewesen einen solch friedlichen Übergang.

Begleitung durch die Sterbephasen

Die meisten Menschen identifizieren sich mit ihrem Körper. Stirbt er, bedeutet das für viele die Endgültigkeit ihres Lebens und das Auslöschen allen Seins. Deshalb haben viele Menschen schon zu Lebzeiten Angst vor dem Tod.

Die Tiere jedoch akzeptieren ihn und empfinden das Sterben als Übergang zwischen der Loslösung von ihrer körperlichen Hülle zu einer anderen, lichtvollen Dimension.

Ist der Zeitpunkt gekommen, dass ein Tier seinem physischen Tod entgegengeht, durchläuft es sechs Sterbephasen. Ein Tierkommunikator kann Tier und Halter währenddessen hilfreich und begleitend zur Seite stehen und wertvolle Unterstützung leisten...

1. Sterbephase: Eine leise Vorahnung schleicht sich ein

- Es ist nicht endgültig entschieden, ob das Tier sterben wird – ein Zurückkehren ins Leben ist noch möglich.
- Dieser Zustand ist mit einem starken Unwohlsein vergleichbar und wird durchaus mehrmals im Leben wahrgenommen.
- Der Überlebenswille ist deutlich vorhanden, und das Tier trinkt und frisst.
- Es ist wach und klar und bei vollem Bewusstsein. Dennoch befindet sich das Tier tagsüber auch schon in längeren Alphazuständen.
- Die körperlichen Bewegungen fallen schwerer, die physische Aktivität ist beeinträchtigt. Körperfunktionen beginnen zumindest teilweise nachzulassen.
- Das Tier spürt, dass die Zeit des Ablebens nahen könnte.
- Diese Phase kann durchaus über Monate andauern.
- Der Halter darf sich auf die kommende Veränderung einstellen und lernen, damit umzugehen.

2. Sterbephase: Mehr und mehr bei sich ankommen

- Das Tier kann noch immer ins aktive Leben zurückkehren.
- Es bringt seine Emotionen zum Ausdruck. So kann es zum Beispiel sein, dass es unvermittelt winselt oder aufheult.
- Es schwingt sich in seinem inneren Frieden ein und gewinnt Erkenntnisse über sein Leben.

- Das Tier zieht sich zurück, wird schwächer und verliert an Gewicht. Es hat wenig Appetit und bezieht Energie aus seinen Reserven.
- Ein Acetongeruch ist möglicherweise wahrnehmbar.
- Der Halter kann dem Tier Mut zusprechen, indem er ihm zum Beispiel ins Ohr flüstert: »Ich bin bei dir, und ich liebe dich. Wenn du gehen möchtest, dann lass los. Gehe auf das Licht zu, und alles ist gut.«
- Nicht selten befindet sich das Tier für einige Stunden bis hin zu Wochen in dieser Phase.

3. Sterbephase: Es geht um eine Entscheidung

- Bis einschließlich dieser Phase kann das Tier wieder gesunden und ins aktive Leben zurückkehren.
- Entscheidend hierfür ist der Wille des Tieres, weiterhin leben zu wollen. Idealerweise geht dies mit einer Stabilität seines Körpers einher.
- Der Tierkommunikator kann den Lebenswillen des Tieres gut unterstützen, indem er herausfindet, was dem Tier helfen könnte.
- Wenn jedoch der Lebenswille des Tieres erloschen ist, verweigert es die Futteraufnahme, um die noch vorhandene Energie für den Übergang und Loslösungsprozess zwischen Leib und Energiekörper zu nutzen.
- Dennoch ist ein kurzes unverhofftes Aufblühen, verbunden mit Nahrungsaufnahme, durchaus noch einmal möglich. Dann mobilisiert das Tier letzte vorhandene Kräfte, um erneut für einen Moment aktiv am Leben teilnehmen zu können. Es wechselt unter Umständen häufig den Platz und möchte letzte Dinge erledigen.

- Häufig erhofft sich der Tierhalter in dem Moment eine spontane Heilung. Gerade deshalb ist es für ihn besonders wichtig zu wissen, warum sich sein Tier so verhält. Der Tierkommunikator unterstützt den Halter, indem er ihn zu möglichen Hintergründen aufklärt und begleitet.
- In dieser Phase kann sich ein Tier wenige Minuten bis hin zu einigen Tagen befinden.

4. Sterbephase: Das Tier gibt ab

- Das Tier hat seinen Lebenswillen aufgegeben.
- Es ist bereit zu gehen und hat seinen inneren Frieden gefunden.
- Körper und Atem sind schwach.
- Das Tier ist innerlich ruhig und auch die Körperfunktionen lassen nach.
- Es möchte weder Futter noch Wasser zu sich nehmen.
- Auch wirkt es abwesend und vermittelt eine gewisse Leere.
- Wenn das Tier in der Kommunikation um ärztliche Unterstützung bittet, ist diese Phase ein passender Zeitpunkt für Euthanasie.
- Auch ohne Unterstützung kommen in dieser Zeit alle körperlichen Funktionen zum Erliegen. Weder atmet das Tier, noch schlägt sein Herz. Der »klinische Tod« wird festgestellt.
- Die Seele verlässt mehr und mehr den Körper und die Lebensenergie erlischt. In diesem Loslösungsprozess hilft der Halter dem Tier, indem er ruhig bleibt und dankbar für die Gewissheit ist, dass das Tier jetzt dem Licht entgegengeht. Dies kann der Halter seinem Tier leise mitteilen, es dabei streicheln und sich bei ihm für die gemeinsame Zeit und Unterstützung von Herzen bedanken.

5. Sterbephase: Bereitschaft zur Hingabe

- Die 4. und 5. Sterbephase gehen nahtlos ineinander über.
- Das Tier hat bereits aufgehört zu atmen, und sein Herz schlägt nicht mehr.
- Die vollkommene Trennung von Körperleib und Energiekörper vollzieht sich.
- Dafür ist sehr viel Energie erforderlich.
- Der Energiekörper dehnt sich weiterhin aus, und der materielle Körper schrumpft stetig weiter zusammen.
- In dieser Phase benötigt auch der Tierhalter oftmals Unterstützung.
- Mit der Gewissheit, dass es dem Tier gutgeht, darf der Halter in Liebe loslassen und abgeben.
- Er kann noch mit dem Tier sprechen, ihm alles Liebe wünschen und sich für die schöne gemeinsame Zeit bedanken. Leise, ruhige Musik, eine Kerze, ein angenehmer Duft und Ähnliches, was dem Tier und Halter in dieser Situation Unterstützung geben, können mit einbezogen werden.
- Jetzt geht es um Liebe, innere Ruhe, Friedenschließen und ganz viel Dankbarkeit.

6. Sterbephase: Frieden im Licht

- Das verstorbene Tier ist nun frei von der körperlichen Hülle, und die Seele ist aus dem Körper gegangen.
- Die Tierseele fühlt sich bereits unendlich befreit und glücklich und möchte, dass sein Halter ebenfalls ganz viel Freude in seinem Leben verspürt und genießt.
- Sobald der Zeitpunkt gekommen ist, wird sich die Tierseele wieder in einem neuen Körper reinkarnieren, damit sie weitere Erfahrungen sammeln und sich so weiterentwickeln kann.

Für das verstorbene Tier und dessen Halter ist es hilfreich, wenn beide noch einige Stunden im energetischen Kontakt bleiben. In dieser Zeit kann nachgespürt und noch weiter losgelassen werden. Es können zum Beispiel schöne Erlebnisse und Geschichten erzählt oder in sich selbst bewegt werden, die den Halter und das Tier glücklich miteinander verbunden haben. Dies alles geschieht in Ruhe und einer demütigen Dankbarkeit.

Idealerweise wird der Seele noch einige Zeit gegeben, damit sie sich vollständig aus dem Körper lösen kann. Schöne Musik, Kerzen und ein geöffnetes Fenster sind dabei sehr dienlich.

Sophia berichtet aus ihrer Praxis zum Thema Sterbephasen: Katze Schnucki ist auf dem Weg ins Licht

»Ich mache mir große Sorgen um meine Schnucki, liebe Frau Eickelpoth-Rauer. Meine Katze Schnucki ist seit 15 Jahren bei mir und etwas hat sich nun in ihr verändert. Ich spüre, dass sie nicht mehr lange bei mir sein wird. Ich war natürlich bereits beim Tierarzt, doch nun möchte ich Sie bitten, dass Sie mit Schnucki sprechen. Bitte stellen Sie ihr meine Fragen.«

Ich ging mit Schnucki in die Kommunikation und fragte sie im Namen von Frau Meier:

»Schnucki, wie fühlst du dich?«
»Ich fühle mich gut. Mein Körper ist nicht mehr der gesündeste, aber ich leide auch nicht. Ich bin glücklich, wenn ich mit meinem Frauchen zusammen bin. Das genieße ich sehr. Ich kann meinen

Körper und meine Seele auseinanderhalten und identifiziere mich nicht mit meinem Körper.«

»Hast du Schmerzen?«
»Mein Rücken tut mir manchmal weh, auch der Kopf drückt, aber ich habe keine starken Schmerzen. Und wenn mal etwas weh tut, dann gehört das mit dazu. Aber sterben werde ich deshalb nicht gleich.«

»Kann ich irgendetwas für dich tun, damit es dir besser geht?«
»Du kannst bei mir sein und die gemeinsame Zeit genießen. Sei nicht traurig. Alles ist gut! Niemand kann sagen, was morgen ist. Deswegen genieße die Zeit mit mir. Sie ist so wertvoll. Ich mag es nicht, untersucht zu werden und dass du dir so große Sorgen um mich machst. Ich möchte meine Zeit mit dir genießen. Das ist das Wichtigste für mich! Müde bin ich noch nicht. Ich möchte noch leben! Wenn ich jetzt eingeschläfert werden würde, wäre es sehr schlimm und kommt zurzeit für mich gar nicht infrage! Du bedeutest mir alles. Deshalb soll unser Zusammenleben schön sein, und ich möchte es genießen.«

»Sonst bist du immer gerne mit nach draußen gekommen. Möchtest du das jetzt auch noch?«
»Ich liebe es, mit dir zusammen spazieren zu gehen. Ich mag die Natur und die Gerüche. Bewegung und Abwechslung tun uns beiden gut. Ich werde dir zu erkennen geben, wenn ich nicht mehr hinaus möchte oder wenn ich mal einen Tag aussetzen muss. Bitte genieße die Zeit. Ändern können wir sowieso nichts. Von daher lass uns Freude haben. Ich liebe dich!«

Zwei Monate später

»Hallo liebe Sophia, meiner Schnucki geht es seit drei Tagen deutlich schlechter. Sie liegt viel draußen im Garten und schläft.

Bitte stellen Sie ihr folgende Fragen:

»Schnucki, hast du Schmerzen?«

»Mein Körper fühlt sich nicht gut an. Er tut schon insgesamt etwas weh, vor allem innerlich. Aber das ist okay.«

»Möchtest du gehen?«

»Ich möchte jetzt noch nicht gehen und keine tierärztliche Hilfe in Anspruch nehmen. Ich bin noch nicht dazu bereit.«

»Warum fauchst du manchmal?«

»Manchmal ist etwas in meinem Kopf. Dann sehe ich nur noch sehr verschwommen und bekomme Angst. Ich bin insgesamt sehr angespannt.«

»Hast du Probleme mit der Luft?«

»Luft bekomme ich zwischendurch immer mal schlecht. Ist aber auch okay für mich. Ich genieße deine Nähe und Fürsorge. Das hält mich am Leben.«

»Möchtest du etwas anderes fressen?«

»Mir wird übel von dem Futter. Nun brauche ich nicht mehr so viel, auch wenn ich zwischendurch immer mal wieder großen Hunger habe«.

Weitere zwei Monate später

»Hallo Sophia, vor ein paar Tagen machte Schnucki für eine kurze Zeit einen deutlich besseren Eindruck, und ich hatte die große Hoffnung, dass wieder alles gut werden könnte. Doch dann war plötzlich alles ganz anders. Sie frisst nur noch selten, schläft extrem viel und zieht sich zurück.

Bitte stellen Sie ihr noch einmal folgende Fragen:

»Schnucki, möchtest du noch leben?«

»Ich möchte nicht unnötig lange am Leben festgehalten werden. Meine Zeit zu gehen, ist bald gekommen. Noch nicht heute, aber bald.«

»Hast du Schmerzen?«

»Ich habe Schmerzen, und mein Körper fühlt sich nicht gut an. Meine Lebensenergie schwindet. Ich genieße jetzt noch eine kurze Zeit und möchte bald gehen.«

»Schnucki, kann ich noch etwas für dich tun? Ich möchte auf keinen Fall, dass du dich quälst, denn ich habe dich ganz doll lieb.«

»Bitte lass Ruhe einkehren und uns die verbleibende Zeit genießen.«

Wenige Tage später meldete sich Frau Meier erneut

»Liebe Sophia, ich glaube, jetzt ist es so weit. Ich habe das Gefühl, dass Schnucki nicht mehr leben möchte. Doch bevor ich diese Entscheidung treffe, bitte ich Sie, noch einmal mit Schnucki zu sprechen.«

Ich ging erneut in den Kontakt mit der Katze.

»Hallo Schnucki, wie geht es dir jetzt?«
»Ich bin bereit zu gehen und möchte meinen Körper gerne ablegen. Doch glaube ich, dass mir die Kraft fehlt, es alleine zu schaffen. Deshalb bin ich bereit, tierärztliche Unterstützung anzunehmen.«

»Welche Herangehensweise fühlt sich für dich am besten an?«
»Ich möchte auf jeden Fall von zu Hause in aller Ruhe hinübergehen. Dabei wünsche ich mir eine schöne, stille Atmosphäre mit angenehmem Licht. Gerne würde ich auf Frauchens Schoß sitzen, um ihr ganz nah zu sein. Das würde uns beiden helfen.

Bitte sag ihr, dass sie keine Angst davor haben muss und dass sie so ruhig wie möglich bleiben möge. Und bitte sage ihr auch, dass ich mich schon sehr auf den Übergang freue. Ich bin jetzt wirklich bereit, meinen kranken Körper loszulassen.«

Dies alles teilte ich Frau Meier mit, und sie war für Schnuckis klare Worte dankbar. Damit wurde ihr die Entscheidung abgenommen, und sie wusste nun, was zu tun war.

Einen Tag später schrieb sie mir

»Hallo liebe Sophia, meine geliebte Schnucki ist gegangen. Nur wenige Stunden nach eurer gestrigen Kommunikation ist der Tierarzt gekommen, damit er sie erlösen konnte. Ich war bis zum Schluss bei ihr, und es war so ein friedvolles Erlebnis. Ich bin unendlich dankbar, dass ich das so miterleben durfte. Ich bitte Sie noch einmal, ihr die nachfolgenden Fragen zu stellen.«

Nun nahm ich im Namen von Frau Meier Kontakt mit der verstorbenen Schnucki auf:

»Wie geht es dir jetzt, mein kleiner Schatz? Hast du noch Schmerzen?«
»Nein, ich habe keine Schmerzen. Mein Körper ist frei von allen Beschwerden und Blockaden. Es fühlt sich so toll an. Ich fühle mich leicht, schwerelos und unbeschwert. Mein Körper ist kein Thema mehr.«

»War deine Entscheidung, gehen zu wollen, richtig?«
»Zum Schluss hatte ich kaum noch Freude am Leben. Von daher war es die richtige Entscheidung, und ich bin dir dankbar dafür, dass du mich so sehr unterstützt hast. Auch weiß ich, dass wir uns wiedersehen werden, und es macht mich sehr glücklich.«

»Wie hast du deine Seelenreise ins Licht über die Regenbogenbrücke empfunden. Konnte ich dir ein wenig dabei helfen?«
»Es war unglaublich schön, denn bereits beim Übergang hatte ich keine Schmerzen mehr. Viele Seelen haben mich empfangen. Hier auf dieser Ebene ist es sehr lichtvoll, friedlich und einfach nur wunderschön. Dennoch war es schwer für mich, dich alleine zurückzulassen.«

»Bist du noch in meiner Nähe? Ich habe das Gefühl, dich wahrnehmen zu können.«
»Natürlich bin ich das. Ich möchte dich jetzt noch nicht alleine lassen. Vertraue darauf, was du wahrnimmst und spürst. Ich begleite dich und helfe dir darin, deinen Schmerz zu überwinden und den Abschied zu erleichtern. Nimm wahr, wie gut es mir hier geht.«

»Wie ist es dort, findest du dich zurecht in der Seelenwelt, mein kleiner Schatz? Hat dich jemand abgeholt, der dir nahe stand, und wer war es?«
»Es haben mich viele Freunde aus früheren Leben, sowohl Menschen- als auch Tierseelen, in Empfang genommen. Das war wunderschön.«

»Was wünschst du dir für mich?«
»Ich wünsche mir von Herzen, dass du dich beruhigst. Es ist wichtig, dass du wieder glücklich wirst. Je früher du deinen Frieden findest und mich loslässt, umso schneller kann ich zu dir zurückkehren.«

»Wie finden wir uns dann wieder?«
»Nach einer gewissen Zeit hier auf dieser Ebene kann ich erneut auf die Erde kommen. Vertraue deinen Impulsen und deiner inneren Führung. Genau zum passenden Zeitpunkt werden wir wieder zueinander finden. Darauf freue ich mich jetzt schon sehr.«

INFO **Wenn der Tierhalter stark trauert, können ihm die folgenden Affirmationen helfen, sich innerlich ausgeglichener und stabiler zu fühlen.**

- Mein Tier und ich werden geliebt und wertgeschätzt.
- Alles dient unserem Besten.
- Ich bin für alles dankbar.
- Das, was jetzt gerade ist, ist vollkommen in Ordnung.
- Ich nehme meine Trauer und alle anderen Gefühle an. Sie dürfen so sein, wie sie jetzt sind.
- Ich bin beschützt und voller Vertrauen.

Das Trauern gehört zum Leben dazu. Es ist sogar sehr heilsam, Gefühle von Traurigkeit, Verlust und Ängsten anzunehmen. Wichtig ist jedoch, dass ein Mensch nicht in seinen Gefühlen »versinkt« und sich nicht mit seinen Emotionen identifiziert.

Werden die Gefühle bewusst angenommen und spricht sich ein Tierhalter seine Traurigkeit von der Seele, kann er auch aus dieser Erfahrung gestärkt hervorgehen. Ob jemand kürzer oder länger oder vielleicht gar nicht trauert, hat nichts mit seiner Liebe zu dem Tier zu tun. Es kommt eher auf die Einstellung des Halters an und wie er mit dem Tod seines geliebten Tieres umgeht.

Wie man seinem verstorbenen Tier noch einmal ganz nahe sein kann

Der Halter geht zu dem Ort, an dem er und sein Tier besonders glücklich waren. Wenn dies nicht umsetzbar ist, kann er sich auch einen imaginären Raum kreieren. Zur Unterstützung ist es hilfreich, eine Kerze anzuzünden und schöne Musik zu hören. Nun kann er dem Tier noch einmal alles mitteilen, was ihm auf der Seele liegt. Wichtig ist dabei, dass die Botschaften absolut ehrlich, jedoch nicht vorwurfsvoll formuliert werden.

INFO Drei mögliche Beispiele

- Der Tierhalter spricht seine tiefe Dankbarkeit für das gemeinsame Miteinander aus.
- Für den weiteren Weg werden die besten Wünsche übermittelt.
- Der Tierhalter bekundet seine Bereitschaft loszulassen und teilt seine Entscheidung mit, sich dem Leben erneut optimistisch zuzuwenden.

Ursache und Wirkung des Alterns

Menschen haben sich daran gewöhnt, ihren Geburtstag zu feiern. Mit zunehmenden Jahren erhöht sich die Lebenszahl, und nicht selten interpretieren die Menschen automatisch Krankheiten, Gebrechlichkeit und andere körperliche, mentale oder emotionale Einbußen in das Altern hinein. Allein deshalb leiden häufig viele Menschen unter ihrem zunehmenden Alter.

Letztendlich nicht nur, weil sie tatsächliche Beeinträchtigungen in körperlicher oder mentaler Hinsicht verspüren, sondern alleine schon aus Angst vor der Möglichkeit, dass unangenehme Folgen im Alter kommen könnten.

An dieser Stelle möchte ich noch einmal auf die Tatsache hinweisen, dass ein Mensch mit destruktiven Gedanken auch Negatives in sein Leben einlädt; und an das universelle Gesetz erinnern, das wohl oder übel dazu führen wird, dass körperliche oder mentale Beeinträchtigungen schon alleine aufgrund der Aussendung von negativen Energien früher oder später kommen müssen.

Diese negativen Gedankenmuster hat ein Tier nicht. Im Gegenteil. Tiere leben im Hier und Jetzt und machen sich keine Sorgen oder Gedanken im Hinblick auf das Altern. Das Ablegen ihrer körperlichen Hülle ist für sie ein ganz natürlicher Prozess, der für sie genauso zum irdischen Leben dazu gehört wie die Geburt in einen neuen Körper.

Sophia berichtet aus ihrer Praxis:
Kater Milow baut ab

Irene Schulz lebt mit ihrem 13-jährigen Kater Milow ein beschauliches und ruhiges Leben. Seit drei Jahren macht sie sich Gedanken über dessen Alter und mögliche Krankheiten. Ihre 14 Jahre alte Katze hatte sie vor einem Jahr aufgrund von Nierenversagen einschläfern lassen müssen. Auch bei Milow befürchtet sie, dass er sie mit 14 Jahren aufgrund einer Krankheit verlassen könnte. Täglich denkt sie über eine mögliche Krankheit oder den Tod ihres Katers nach.

In der Kommunikation mit Milow wird deutlich, wie sehr ihn die Gedanken und Ängste seiner Halterin belasten. Er beschreibt die negativen Informationen, die sich wie ein dunkler Umhang bedrohlich um ihn legen. Wie befürchtet, muss Frau Schulz plötzlich feststellen, dass ihr Kater Milow mit jedem Monat immer mehr abbaut und gebrechlicher wird. Noch nie war sie so häufig beim Tierarzt wie in diesen wenigen Monaten.

Während einer erneuten Tierkommunikation spricht Milow über sein kränkelndes Befinden. Seit geraumer Zeit fühlt er sich nicht mehr wie früher so zentriert und stabil in seinem Körper. Erschrocken stellt er selber während unserer gemeinsamen Kommunikation fest, dass sich seine Einstellung bezüglich seines eigenen Lebens und des Älterwerdens komplett verändert hat. Ihm wird bewusst, wie stark ihn die Gedanken und Ängste seiner Halterin beeinflussten.

Ängste und Akzeptanz

Hat ein Tierhalter zum Beispiel große Verlustängste oder Ängste vor dem Tod, könnte dies dazu führen, dass das Tier während seiner Sterbephasen ebenfalls nur schwer loslassen kann. Obwohl es sich in seinem Körper bereits sehr unwohl oder gar gequält fühlt, hält es dennoch am Leben fest.

Wenn Tiere befürchten, ihre Halter könnten während der Sterbephasen emotional panisch reagieren, kann es durchaus sein, dass sie einen Platz aufsuchen, an dem sie alleine sind und somit in Ruhe sterben können.

Damit wollen sie ihren Halter niemals bestrafen, im Gegenteil. Sie möchten dem geliebten Menschen den Abschied erleichtern, ihm Leid ersparen und selber auf diese Weise friedlich und in Ruhe gehen können.

Auch haben die Tiere so die Möglichkeit, ihre noch vorhandene Energie für den Prozess zu verwenden, in dem sie ihre körperliche Hülle und die energetischen Verbindungen zum Leben abstreifen und loslassen.

Respektiert ein Halter den Wunsch des Tieres, alleine sein zu wollen, unterstützt er damit dessen Loslösungsprozess.

Sophia berichtet aus ihrer Praxis: Kater Ben hatte es gut

»Sehr geehrte Frau Eickelpoth-Rauer, vor drei Tagen verstarb mein Kater Ben. Es ist fünf Jahre her, dass er meinem Kater Friedrich und mir zulief. Damals kam Friedrich nicht alleine nach Hause. Neben ihm saß eine ›fremde‹ Katze. Ben.

Nachdem er sich gut bei uns eingewöhnt hatte, gingen er und Friedrich zwar morgens gemeinsam aus dem Haus, hatten jedoch meistens getrennte Wege. Eines Tages war Ben an einem Infekt erkrankt. Er fraß nicht viel, der Arzt sagte, sein Hals wäre geschwollen. Auch hatte er Fieber. Aber da er im Haus tobte, weil er unbedingt rauswollte, ließ ich ihn schließlich hinaus. Kurz danach säuberte ich das Katzenklo und entdeckte darin Durchfall mit ganz viel Blut. Ich wusste sofort, dass Ben ärztliche Hilfe benötigte. Doch an diesem Abend kam er nicht nach Hause. Die ganze Nacht verbrachte ich am Fenster, um zu sehen, ob er kommen würde.

Am nächsten Morgen machte ich mich auf den Weg und suchte nach ihm. Leider fand ich ihn tot auf. Er lag am Ende unseres Grundstücks unter einem Strauch, unter dem er schon vorher häufig gerne gelegen hatte. Sein Ausdruck war friedlich, und dennoch mache ich mir unendlich große Vorwürfe.

Bitte nehmen Sie Verbindung zu Ben auf und stellen Sie ihm meine Fragen. Herzlichen Dank.
Hedwig Uhlenburg«

Im Namen von Frau Uhlenburg nahm ich Kontakt zu dem verstorbenen Kater auf:

»Hallo Ben, wie geht es dir?«
»Ich habe keine Schmerzen mehr. Mir geht es jetzt sehr gut. Es war ein schneller Übergang und jetzt ist alles so lichtvoll.«

»Kannst du mein Versagen verzeihen? Ich habe deine Situation, in der du dich befandest, nicht rechtzeitig genug erkannt?«
»Dich trifft gar keine Schuld. Wirklich nicht. Ich musste unser Zuhause verlassen und mich zurückziehen. Ich weiß, dass, wenn ich im Haus geblieben wäre, du mich sofort zum Tierarzt gebracht hättest und es dann sehr dramatisch geworden wäre.

Intuitiv wurde mir klar, dass meine Zeit zum Sterben gekommen war. Um meinen Körper verlassen zu können, brauchte ich ganz viel Ruhe. Mach dir bitte keine Vorwürfe, du hast auf keinen Fall versagt. Auch bedeutet dies nicht, dass ich dich nicht liebe. Gerade weil ich sehr viel für dich empfinde, wollte ich dir nicht so viel Leid zufügen.«

»Warst du hier bei uns glücklich?«
»Ich habe es geliebt, bei euch und vor allem mit dir zusammen zu leben. Du hast mir immer gezeigt, wie sehr du mich liebst. Deine Nähe, Streicheleinheiten und Liebe habe ich sehr genossen. Wir waren ein tolles Team! Du bedeutest mir sehr viel, und ich bin dir noch heute dankbar dafür, dass du mich damals aufgenommen hast. Durch dich konnte ich spüren, wie es sich anfühlt, geliebt zu werden. Du und ich gegen den Rest der Welt.«

»Ben, was möchtest du mir noch mit auf den Weg geben?«
»Achte gut auf dich. Nimm dich und dein Empfinden ernst, egal welcher Art. Ich bin nun nicht mehr in gewohnter Weise bei euch. Trotzdem wird meine Seele euch noch eine Zeit lang begleiten. Du wirst mich wahrnehmen, wenn du ins Vertrauen und in die Stille gehst. Noch einmal danke ich dir von Herzen dafür, dass du mich aufgenommen und mir ein so traumhaftes Leben ermöglicht hast. Ich habe es geliebt, bei dir und euch zu leben. Du bist ein wunderbarer Mensch, den ich gerne in guten, aber auch in schlechten Zeiten bei Kummer, Angst und Trauer begleitet habe. Es war mir eine Ehre, an deiner Seite zu sein.«

Frau Uhlenburg war während unseres anschließenden Gesprächs beruhigt. Sie erkannte, dass sie sich keine Vorwürfe machen musste. Im Gegenteil. Sie verstand, warum sich Ben so verhalten hatte, und respektierte dessen Wunsch nach Rückzug. Nun konnte auch sie im Frieden loslassen.

Plötzlicher Tod

Tiere, die unvorbereitet ihr Leben lassen, zum Beispiel aufgrund eines plötzlichen Unfalls, kann es durchaus nicht bewusst sein, dass sie als Seele nicht mehr in ihrem Körper sind.

Der Tierkommunikator ist dem verstorbenen Tier in dieser Situation eine große Hilfe. Er nimmt Kontakt mit der Seele auf und erklärt ihr ruhig und ausführlich, in welchem Zustand sie sich nun befindet. Fragen können beantwortet und Unerledigtes geklärt werden. Der Tierkommunikator gibt dem verstorbenen Tier Unterstützung, damit die Seele ihre Orientierungslosigkeit auflösen und vertrauensvoll den Weg ins Licht gehen kann.

INFO Ein Tipp aus Sophias Praxiserfahrung

Viele Kommunikationssituationen mit tödlich verunglückten Tieren, zum Beispiel mit überfahrenen Katzen oder auch Wildtieren, haben gezeigt, wie verwirrt die Seelen der toten Tiere noch sind. Sie haben weder verstanden, was so plötzlich passierte, noch können sie sich von ihrem Körper lösen und dem Licht zuwenden.
Aus Erfahrung kann ich bestätigen, dass die Kommunikation hilfreich für die Seelen der Tiere sein kann, damit sie loslassen und ihren Frieden finden können.

Der innere Ruf

Wenn ein Tier den inneren Ruf vernommen hat und intuitiv weiß, dass der Zeitpunkt gekommen ist, um aus diesem Leben zu gehen, wird es Situationen in sein Leben ziehen, die zum Tode seiner körperlichen Hülle führen. Von daher kann zum Beispiel ein plötzlicher Unfall des Tieres für den Halter zwar sehr tragisch und dramatisch sein, für die Tierseele jedoch genau die passende Situation, um sich von seinem Körper lösen zu können.

Auch hier ist es für das verstorbene Tier sehr hilfreich, wenn während einer Tierkommunikation noch unerledigte Themen geklärt werden.

Sophia berichtet aus ihrer Praxis

Angelika Huber holte wie jeden Dienstagabend ihre Tochter Iva von der Fahrschule ab. Auf dem Rückweg erzählte die Tochter mit glühend roten Wangen, wie gut sie mittlerweile Auto fahren könne und dass ihre Führerscheinprüfung nun unmittelbar bevorstand. Ihr großer Traum, bald für ein Jahr ins Ausland zu gehen, rückte demnach stetig näher

Es war Winter und dementsprechend bereits um 18 Uhr dunkel. Kurz bevor Mutter und Tochter auf ihr Grundstück abbiegen konnten, wurden sie plötzlich viel zu schnell von einem heranrasendem Wagen überholt. Zu ihrem großen Entsetzen sahen die beiden im Scheinwerferlicht die Augen von Tilo, Ivas Kater, und im nächsten Moment lag er auch schon tot auf der Straße.

Der andere Autofahrer raste einfach weiter. Tagelang machten Mutter und Tochter sich die größten Vorwürfe, weil sie glaubten, schuld an Tilos Tod zu sein. Sie befürchteten, dass er über die Straße hatte laufen wollen, um sie zu begrüßen.

Aus diesem Grund rief mich eine völlig aufgelöste Iva an und bat mich, mit ihrem geliebten Kater zu sprechen. Bei der Kommunikation teilte mir Tilo mit, dass seine Zeit zu gehen einfach gekommen war. Jahrelang liebte er die Aufgabe, ein treuer Begleiter für Iva zu sein. Doch nun, mit ihrem bevorstehenden Auslandsaufenthalt, war seine Aufgabe beendet. Da sein Körper gesund war, führte das Leben die Situation mit dem Auto herbei, damit Tilo seine Hülle ablegen konnte.

Auch wenn er als Kater nicht mehr in Ivas Leben war, fand die Seele ihren Frieden. Iva fühlte sich von der bedingslosen Liebe ihres Katers tief berührt. Sie erkannte die Zusammenhänge und akzeptierte die neue Situation.

Zu vertrauen bedeutet, den gegenwärtigen Moment anzunehmen

Stirbt ein Tier in jungen Jahren, hadern viele Menschen und Tierhalter mit dieser Situation und können sie nur schwer annehmen. Sie empfinden Ungerechtigkeit oder dass das Leben des jungen Tieres ohne Grund und offensichtlich sinnlos beendet wurde. Häufig macht sich ein Tierhalter selber Vorwürfe, weil er glaubt oder befürchtet, nicht achtsam und beschützend genug mit dem Tier umgegangen zu sein. Wird ein Tier jedoch nicht bewusst vernachlässigt und verantwortungslos behandelt, ist es wichtig, sein Ableben als gegeben zu akzeptieren.

Tierkommunikationen mit frühzeitig verstorbenen Tieren haben gezeigt, dass sie zwar nur eine kurze irdische Reise hatten, dennoch in dieser Zeit alles erledigten, was für sie in diesem

Leben vorgesehen war. Tiere kommen auch durchaus nur kurz zu einem Menschen, um ihm zum Beispiel in einer bestimmten Lebensphase Unterstützung zu geben. Oder das Tier trägt mit seinem plötzlichen, augenscheinlich frühen Tod dazu bei, dass der Mensch noch viel intensiver und tiefer ins Fühlen kommt. Auch dies ist ein großer Liebesdienst der Tiere.

Sophia berichtet aus der eigenen Familie: Die Kaninchen Hanni und Nanni

Hanni und Nanni lebten sechs Jahre lang als Zuchtkaninchen in kleinen, engen Käfigen in Alleinhaltung. Sie bekamen weder regelmäßig Wasser noch artgerechtes Futter und konnten sich kaum bewegen. Dennoch brachten sie über viele Jahre gesunde Babys zur Welt, die nach kurzer Zeit bereits geschlachtet wurden. Die beiden Zuchtkaninchen waren aufgrund ihres Alters nicht mehr für den Kochtopf gedacht, sondern warteten nun auf ihr Ableben.

Eines Tages entdeckte ich die beiden und kaufte sie dem Halter ab. Ich war überglücklich. Bei uns zu Hause angekommen, setzten wir die Kaninchendamen, die ich Hanni und Nanni nannte, in ein großes Gehege, um sie miteinander vertraut zu machen. Beide krochen aus den Transportkisten heraus und zu unserem großen Schrecken erkannten wir, dass sie keinerlei Kräfte in den Hinterbeinen hatten, um, wie es Kaninchenart ist, herumhoppeln zu können. Aufgrund der jahrelangen Käfighaltung war ihre Muskulatur geschwächt.

Schon nach wenigen Stunden beobachteten wir, wie Hanni und Nanni eine enge Freundschaft miteinander schlossen. Sie putzten und leckten sich gegenseitig das Fell und teilten friedlich ihr Futter. Auch hoppelten sie bereits nach kurzer Zeit umher und genossen sichtlich ihre Bewegungsfreiheit in dem geräumigen

Auslauf. Jedes Mal, wenn wir bei ihnen waren, spürten wir ihre tiefe Dankbarkeit. Auch wenn sie bis dahin wenig Kontakt zu Menschen gehabt hatten, suchten sie unsere Nähe, ließen sich von uns anfassen und sogar streicheln. Endlich war ihr Leben schön.

Wenige Wochen vergingen und eines morgens lag Nanni leblos in dem gemeinsamen Stall. Sie sah dabei friedlich aus. Hanni hatte sich quer über sie gelegt und sagte zu uns: »Ich will bei Nanni bleiben!« Da es ein sehr heißer Tag war, nahmen wir sie dennoch ein paar Stunden später aus dem Stall, um sie zu begraben. Hanni trauerte sehr und zog sich in eine Ecke des Stalls zurück. Am nächsten Morgen fanden wir auch sie tot auf. In solchen Situationen empfinden wir Menschen es als ungerecht oder gar als Strafe, wenn eine schöne Situation genossen und dann dennoch schnell beendet wird.

Sehr traurig führte ich eine Tierkommunikation mit Hanni und Nanni durch. Sie teilten mir mit, dass es für ihre Seelenentwicklung in diesem Leben sehr wichtig gewesen war, Liebe, Freiheit und Freundschaft zu erfahren. Nachdem sie dies leben konnten, war für sie der Zeitpunkt gekommen zu gehen.

In der Kommunikation mit den beiden wird deutlich, dass Hanni und Nanni die Situation annehmen konnten und ihren Frieden damit machen konnten. Sie sprachen noch einmal ihre Dankbarkeit aus und erklärten mir, dass nun eine neue Aufgabe auf sie warten würde.

Umgang mit der abgelegten Hülle

Hat die Tierseele den Körper bereits verlassen, machen sich die meisten keine Gedanken um ihre Hülle und deren Bestattung. Manche wünschen sich jedoch, an einem ganz bestimmten Ort beerdigt oder als Asche verstreut zu werden.

Dann schauen die Tierseelen bei der Beerdigung zu und freuen sich über die Zeremonie, während der sie und ihre Familienmitglieder sich noch einmal bewusst verabschieden können. Es ist für das verstorbene Tier ein schöner, hilfreicher Abschluss, mit dem es noch mehr in Frieden und Leichtigkeit loslassen und weiter ins Licht gehen kann.

INFO Ein Tipp aus Sophias Praxis

Erhält der Halter die Urne mit der Asche seines verstorbenen Tieres, ist es für dessen Seele völlig in Ordnung, wenn der Halter anfänglich viel Aufmerksamkeit darauflegt. Er kann häufig zur Urne gehen, zu ihr sprechen, eine Kerze anzünden und das Tierfoto anschauen. Dies dient gerade in der ersten Zeit dazu, leichter Schmerz und Kummer zu verarbeiten.

In den Kommunikationen wurde der Wunsch der Tiere deutlich, dass sie jedoch bereits nach einer kurzen Zeit losgelassen und an einem schönen Ort in Freiheit verstreut werden wollen.

Ebenso kann der Tierhalter das Grab des verstorbenen Tieres zwar immer wieder nach Wunsch und Bedarf aufsuchen, dennoch dient dies in erster Linie dem Tierhalter zur Trauerbewältigung. Die Seele ist bereits in anderen geistigen Reichen und möchte nun auch von dem Halter losgelassen werden. Erst dann ist sie wirklich frei für ihre neuen Aufgaben und evtl. sogar für eine Reinkarnation.

Verstorbene Seelen loslassen

Verstorbene Tiere bleiben häufig noch eine ganze Zeit lang in der Nähe ihrer liebsten Menschen. Nicht selten fühlt dies auch der Halter. Er kann dann die spürbare Energie ansprechen und ihr alles mitteilen, was gerne noch ausgesprochen werden möchte.

So wird mehr und mehr Abschied genommen und ein innerer Frieden stellt sich leichter ein. Je vertrauensvoller ein Halter sein geliebtes, verstorbenes Tier loslassen kann, umso leichter lässt auch die Tierseele los. Leiden Tierhalter jedoch und glauben, aus Liebe festhalten zu müssen, leidet auch die Tierseele, und es fällt ihr sehr schwer, weiterhin den Weg ins Licht zu gehen. Liebe bedeutet nicht festzuhalten und wahre Liebe leidet auch nicht. Es sind eher unaufgelöste Verlustängste oder Schuldgefühle, die einen zurückgelassenen Menschen quälen und ihn glauben machen, aus Liebe zum Tier festhalten und leiden zu müssen.

Doch es ist lediglich der menschliche Schmerzkörper, der sich aufbläht und leiden möchte, weil es nun einmal seine Bestimmung ist. Erkennen wir Menschen jedoch mit zunehmendem Bewusstsein, dass nicht der Schmerzkörper unsere wahre Natur ist, sondern die bedingungslose Liebe, können wir auch mit dem Tod eines geliebten Tieres viel leichter umgehen.

Sophia berichtet aus ihrer Praxis: Rüde Drago verstarb unverhofft

Hedwig Möller schrieb mir folgende Zeilen:

»Hallo Frau Eickelpoth-Rauer,
mein Rüde Drago ist vor vier Wochen ganz plötzlich verstorben, und ich komme nicht über seinen Tod hinweg. Er wurde zwölf Jahr alt, und ich habe ihn vor elf Jahren aus dem ausländischen Tierschutz zu mir genommen. Ganz plötzlich bekam er starke Bauchschmerzen, mochte nichts mehr fressen, und ich sah, dass es ihm überhaupt nicht gut ging.

Wir sind gleich in die Tierklinik gefahren, und dort ist er wenige Minuten später verstorben. Es ging alles so schnell, und wir konnten uns gar nicht voneinander verabschieden. Deshalb kommen jetzt hier meine Fragen an Drago.«

Im Namen von Frau Möller stellte ich ihre Fragen:

»Wie geht es dir, Drago?«
»Ich bin immer noch sehr traurig, dass wir beide nun voneinander getrennt sind. Gerne wäre ich noch länger an deiner Seite geblieben. Da, wo ich jetzt bin, geht es mir gut. Ich bin umgeben von vielen anderen Seelen, und niemals bin ich alleine. Es ist sehr friedvoll und schön.

Aber der Schmerz und die Trauer, die du durchmachst, berühren mich sehr. Ich kann und möchte deswegen jetzt noch nicht vollständig gehen. Ich werde dich noch eine Zeit lang begleiten. Meine Anwesenheit spürst du, wenn du ins Vertrauen gehst.«

»Denkst du, ich hätte dir irgendwie helfen können, sodass du noch bei mir wärst? Habe ich zu lange gewartet?«

»Mir und meinem Körper konnte niemand mehr helfen. Schon längere Zeit ist etwas in meinem Innern entstanden. Ich denke sogar, dass das der ›leichtere‹ und bessere Weg für uns alle war. Ich befürchte, dass du sonst alles getan hättest, um mich zu retten. Aber das war nicht mehr möglich. Ich glaube, dass es genauso sein sollte, und habe von dem ganzen Drumherum gar nicht mehr so viel mitbekommen. Auch wenn ich mir natürlich meinen Tod ganz anders gewünscht hätte.

Um mich musst du dir nun keine Sorgen und Gedanken mehr machen. Im Gegenteil. Ich mache mir jetzt große Sorgen um dich. Ich spüre, dass du mich immer noch nicht loslassen kannst.

Beim Übergang waren viele Seelen und Lichtwesen bei mir und haben mich unterstützt. Mir geht es wirklich gut, denn ich bin auch jetzt von ihnen umgeben.«

»Fühlst du dich von mir im Stich gelassen, weil ich nicht an deiner Seite war, als du gegangen bist?«

»Nein. Du wusstest es doch auch gar nicht besser. Mach dir keine Vorwürfe und versuche selber, für dich Frieden zu finden. Dich trifft keine Schuld!«

»Hattest du starke Schmerzen, als du gegangen bist? Oder waren schon vorher Schmerzen da?«

»Mein Körper hat sich nicht gut angefühlt und tat weh. Zu dem Zeitpunkt befand sich bereits ein Großteil meiner Seele außerhalb des Körpers. Das bedeutet, dass ich vieles um mich herum schon gar nicht mehr fühlen konnte. Ich habe nicht gelitten.«

»Hast du dich wohl gefühlt bei mir? Würdest du wieder bei mir leben wollen, wenn du die Wahl hättest? Ich fühle mich so schuldig.«
»Ich habe es geliebt, bei und mit dir zu leben. Du bist und warst mein Ein und Alles. Ich würde zu jeder Zeit wieder bei dir leben wollen. Bitte mach dir keine Gedanken über die weniger schönen Momente in unserem Leben. Ich war stets dein Begleiter und habe dich gerne in Höhen, aber auch in Tiefen begleitet. Deswegen schließe bitte mit diesem Gedanken ab und denke an unsere wunderbare und besondere Zeit.«

»Möchtest du mir noch etwas mitteilen?«
»Gehe noch einmal zum Strand. Setze dich dorthin, schaue auf das Wasser und denke dabei an mich. Ich bin mir sicher, dass du meine Anwesenheit spüren wirst. Nimm dabei noch einmal ganz bewusst Abschied. Es wird dir guttun und dich weiterbringen. Habe keine Angst! Auch danach werde ich noch bei dir sein und dich begleiten, solange es gut für dich ist. Aber bitte, lass mich so bald wie möglich los.

Dann möchte ich dir noch einmal sagen, dass du dir keine Vorwürfe machen musst. Es ist nicht deine Schuld. An meiner Krankheit bzw. an meinem Tod hättest du nichts ändern können.«

An diesem Fallbeispiel ist zu erkennen, wie wichtig es für das verstorbene Tier ist, dass der Halter sich nicht mit Vorwürfen quält und Angst vor dem Loslassen hat. Die meisten Tiere sind nach ihrem Ableben im Frieden. Selbst dann, wenn im vorherigen, gemeinsamen Leben mit dem Halter oder kurz vor und während des Sterbens vielleicht nicht immer alles optimal lief, vergibt das Tier, solange der Halter aus Liebe handelte.

Wenn Tiere zurückkehren – Reinkarnation

Häufig ist die Verbindung zwischen dem Tier und einemMenschen so innig, dass sich die Tierseele bereits nach einiger Zeit des Aufenthaltes in der geistigen Welt in einen neuen Körper reinkarniert. Vertraute Seelen wollen zusammen sein und auf diese Weise finden sie wieder zueinander.

Ich selber habe in einem lichtvollen Moment erfahren, dass die Seele von unserem dreijährigen Eber Strolch zuvor die Seele von Molli, meiner geliebten Hündin, war, die 18 Jahre bei uns lebte. Als ich Strolch in seiner sechsten Lebenswoche unter dessen vielen Geschwistern zum ersten Mal begegnete, war es gleich eine tief empfundene »Liebe auf den ersten Blick«, sodass ich damals zu Sophia sagte: »Der Kleine dort, der mit der rosafarbenen Nase, der ist es!«

Von Anfang an hatten Strolch und ich eine ganz besonders innige und vertraute Beziehung, bis ich dann eines Tages »wie aus heiterem Himmel« von ihm erfuhr, dass er als Seele zuvor auch in unserer Hündin Molli gelebt hatte.

Obwohl die Seele sich nun in eine ganz andere Tierart reinkarnierte, spüre ich dennoch dieselbe Energie wie von Molli.

Manchmal ist die Seelenverbindung zwischen Tier und Mensch so stark, dass das Tier sich wünscht, erneut für den Menschen da sein zu können.

Ist es für eine Tierseele jedoch wichtiger, dass sie im geistigen Reich noch etwas länger verweilt, kann es durchaus sein, dass sie anstelle ihrer, eine andere Seele zu dem geliebten Menschen schickt. Somit wird dann diese Seele den geliebten Menschen begleiten und unterstützen.

Nun kommt vielleicht die Frage auf, wie sich die Seelen wiederfinden? Aus eigener Erfahrung können wir nur sagen, dass es einfach passiert. Wenn wir uns von unserer Intuition leiten lassen und ins Vertrauen gehen, wird die Begegnung in unserem Leben geschehen. Und das sogar meistens dann, wenn wir überhaupt nicht damit rechnen. Eine gute Voraussetzung ist es, alle Gegebenheiten so anzunehmen, wie sie gegenwärtig sind. Je mehr wir aus dem »Habenwollen« herauskommen und geschehen lassen, umso leichter finden wundervolle Begegnungen und Situationen in unser Leben.

Sophia berichtet aus ihrer Praxis: Hündin Laura vermisst ihre Halterin

Uta Karlhoff schrieb mir eine E-Mail:

»Hallo Sophia,
es geht um meine verstorbene Hündin Laura. Sie ist 14 Jahre alt geworden, und ich musste sie durch Euthanasie gehen lassen, weil sie an Krebs litt und es ihr zum Schluss sehr schlecht ging. Sie war mein Seelenhund, und ich vermisse sie sehr. Ich möchte ihr sagen, dass sie ein toller Hund war und ich ihr für die wunderschöne Zeit danke.«

Ich nahm im Namen von Uta Kontakt zu der Hundeseele auf.

Laura sagte: »Ich weiß, dass ich dein Seelenhund war. Auch ich vermisse dich unglaublich. Mir geht es nicht so gut. Zwar tut mir mein Körper endlich nicht mehr weh, und alles fühlt sich viel leichter an. Auch wurde ich hier sehr lieb empfangen.

Aber ich vermisse dich ganz furchtbar. Du fehlst mir sehr. Ich möchte auf jeden Fall bald wieder zu dir zurückkommen. Auch in einem Hundekörper. Und eher wieder groß gebaut. Ebenso werde ich auch wieder weiblich sein. Unsere Zeit der endgültigen Trennung ist noch nicht gekommen. Ich möchte noch viele weitere schöne Jahre mit dir verbringen. Meine Reinkarnation wird auch nicht mehr lange dauern. Ich bin dein Wegbegleiter. Du hast durch mich Achtsamkeit und Vertrauen lernen dürfen.

Ich bin dir so dankbar für unsere wunderbare, gemeinsame Zeit. Du wirst wissen, wenn ich wieder auf der irdischen Ebene bin. Sei offen für eine Begegnung mit mir. Du wirst mich finden, und wir sind erneut vereint. Darauf freue ich mich jetzt schon sehr. Ich liebe dich und freue mich auf ein baldiges Wiedersehen.«

Eine überraschend letzte Botschaft

Wollen oder können sich verstorbene Tierseelen nach kurzer Zeit noch nicht reinkarnieren und haben dennoch eine wichtige Botschaft für ihre zurückgelassenen Lieblingsmenschen, versuchen sie, sich oftmals auf andere Weise bemerkbar zu machen. Entweder sprechen sie zu den Menschen, zum Beispiel in einem Alphazustand kurz vor dem Einschlafen oder nach der Aufwachphase. Es kann auch sein, dass sie für einen Moment einen anderen Körper nutzen, sodass uns ein Mensch oder Tier als Bote die Informationen des Verstorbenen übermitteln kann.

Grundsätzlich gilt, dass solche Botschaften nur möglich sind, wenn ein Mensch offen und bereit ist und vertrauensvoll alles annimmt, was in seinem Leben geschieht.

Sophia berichtet aus ihrer Praxis: Hündin Pandora übernimmt neue Aufgabe

Rosalie Meinke hatte zwei Golden Retriever im Alter von fünf und sieben Jahren. Die Hündin hieß Pandora und der Rüde Lanzelot. Sie waren Rosalies ganzer Stolz und ein eingespieltes Team. Lanzelot öffnete über lange Jahre jeden Morgen die Haustür und holte die Zeitung aus der Postrolle. Anschließend kam er schwanzwedelnd auf Rosalie zu, gab ihr die Zeitung und leckte währenddessen über die Hand seines Frauchens. Zeitgleich lag Pandora nah bei Rosalie. Sie interessierte sich nicht für dieses Ritual.

Eines Tages verstarb Lanzelot ganz plötzlich an einer Magendrehung. Die Trauer war unendlich groß. Rosalie bat um Zeichen und Kontaktaufnahme zu ihrem geliebten Rüden. Zu schnell war er aus ihrem Leben gerissen worden, und sie litt darunter, dass sie sich nicht von ihm hatte verabschieden können.

Und dann geschah das Unfassbare. Wenige Tage später kam Pandora plötzlich mit der Zeitung im Maul auf Rosalie zu. Sie übergab ihr diese und leckte währenddessen ihre Hand. Die völlig überraschte Rosalie sah in Pandoras Augen Lanzelot.

Reinkarnation in einem neuen Zuhause

Nicht jedes Tier kommt in dieselbe Familie zurück. Aufgrund der Weiterentwicklung ist es sogar sehr wahrscheinlich, dass eine Tierseele sich in dem nächsten Leben neue Konstellationen mit ganz anderen Themen aussucht.

Sophia berichtet aus ihrer Praxis: Dackel Idefix fühlte sich wohl

Beate Klein schrieb mir folgende Nachricht:

»Hallo Frau Eickelpoth-Rauer,
unser kleiner Idefix war ein Kurzhaardackel und unser Liebling. Er hat unser Leben sehr bereichert. Wir haben ihn damals über eine Anzeige in einer Zeitung entdeckt. Er war gerade mal ein halbes Jahr alt. Die Familie hatte ihn weggegeben, weil der Kleine bei ihnen und ihrem dreijährigen Kind keine Ruhe fand. Sie erzählten uns sogar, dass sie ihn über Nacht in die Küche sperrten. Das tat uns in der Seele weh.

So durften wir ihn nach unserem ersten Treffen gleich mitnehmen und ab diesem Zeitpunkt war er ein wichtiger, geliebter Teil unserer Familie. Idefix wurde stolze 17 Jahre alt. Auch konnte er lange gut mit seinen Rückenproblemen leben, die er im Laufe der Zeit bekam.

Nun ist er schon seit drei Jahren verstorben, und da mein Mann und ich erst jetzt von Ihnen erfahren haben, möchten wir Sie bitten, ein paar Fragen an Idefix zu richten.«

Im Namen von Beate stellte ich dem Verstorbenen folgende Fragen:

»Wie geht es dir, du unser Sonnenschein?«
»Es geht mit sehr, sehr gut. Warum auch nicht. Ich hatte ein tolles Leben bei euch, und jetzt bin ich auch wieder umgeben von wunderbaren Menschen.«

»Bist du bereits wieder auf der Erde?«
»Ja, als eine schöne, schwarze Katze.«

»Hast du schon ein neues Zuhause gefunden? Wenn ja, wie ist es im Hinblick auf die Familie? Hast du zum Beispiel Kinder um dich herum, die nett zu dir sind?«
»Ich bin umgeben von einer Familie mit großem Haus und Garten. Zwei Jungen leben dort, und sie sind ausgesprochen lieb zu mir. Hier bin ich ebenfalls sehr glücklich. Ich lebe jetzt ganz anders als zuvor. Doch auch dieses Leben ist toll.«

»Hast du noch eine Botschaft für uns?«
»Ich war lange Zeit immer mal wieder im alten Zuhause, um zu schauen, wie es euch geht. Sehr geliebt habe ich euch, ihr wart eine wunderbare Familie für mich. Ich bin sehr dankbar für die intensive Zeit. Es war schön, eure Weiterentwicklung mitzuerleben. Über die vielen Jahre gab es einige Höhen und Tiefen, und ich war stets euer Begleiter. Das hat sich toll für mich angefühlt. Und obwohl ich so klein war, spielte ich eine große Rolle in eurem Leben. Ein neues Familienmitglied wäre jetzt für euch beide sehr wichtig. Auch eurer Partnerschaft würde es guttun. Ich liebe euch sehr und möchte mich bei euch von Herzen bedanken.«

Auf die Liebe hören

Häufig glauben Menschen nach dem Verlust eines geliebten Tieres, sie könnten und dürften kein anderes Tier genauso sehr lieben. Sie befürchten, dass ihr verstorbenes Tier enttäuscht oder traurig wäre, wenn sie ein neues Familienmitglied in ihr Leben und Herz lassen würden.

Doch das Gegenteil ist der Fall. Die verstorbenen Tiere haben den Wunsch, dass sich ihre zurückgelassenen Halter und Familienmitglieder erneut dem Leben zuwenden und für einen neuen tierischen Begleiter öffnen. Es gibt so viele Tiere, die sich über ein schönes Zuhause freuen würden und bereit wären, ganz viel Liebe zu schenken.

Sophia berichtet aus ihrer Praxis: Katze Prinzessin wünscht ihrer Halterin eine neue Katze

Frau Sindermann meldete sich bei mir.

»Meine Katze hieß Prinzessin und lebte fast zwanzig Jahre mit mir zusammen. Wir waren ein Herz und eine Seele. Doch dann bekam Prinzessin eine schwerwiegende Krankheit, und ich musste sie einschläfern lassen. Sie fehlt mir immer noch sehr, und ich möchte nun wissen, wie es ihr geht.«

Ich nahm mit Prinzessin Kontakt auf und stellte ihr im Namen von Frau Sindermann folgende Fragen:

»Prinzessin, hast du das Leben mit mir schön gefunden?«
»Ich habe das Leben bei dir geliebt. Ich war unglaublich glücklich, bei dir sein zu können. Es war perfekt.«

»Hätte ich noch mehr für dich tun können, als du krank warst?«
»Nein, auf keinen Fall. Meine Zeit war leider gekommen. Das Leben ist nicht für immer. Mein Körper war am Ende, und es war Zeit zu gehen. Alles ist gut, wie es gekommen ist.«

»Möchtest du, dass ich keine Katze mehr habe?«
»Ich möchte, dass du glücklich weiterlebst. Du nimmst dich sehr zurück und lebst viel zu einsam, seitdem ich gegangen bin. Das ist

nicht gut für dich. Nimm auf jeden Fall wieder eine Katze auf. Das wird dir sehr guttun. Sei glücklich in deinem Leben und unternimm alles, damit du dich wohl fühlst. Viel zu lange schon fährst du mit ›Handbremse‹ durch dein Leben. Lebe und sei glücklich! Ich liebe dich und bin so froh, dies jetzt alles sagen zu können.«

Dieses Beispiel zeigt, wie wichtig es der Katzenseele ist, dass sich ihr geliebter Mensch erneut dem Leben zuwendet und sich für ein Zusammenleben mit einem neuen Tier öffnet.

Tiere dienen der Weiterentwicklung ihres Halters

Wie schon mehrfach geschrieben, erhalten wir Menschen in der Begegnung mit Tieren die große Chance, ins Fühlen zu kommen. Ganz gleich, ob es schöne oder traurige Momente mit ihnen sind, wir erhalten die Gelegenheit, zu fühlen und uns somit weiterzuentwickeln.

Sophia berichtet aus ihrer Praxis: Katze Pia wird wiederkehren

Frau Gundermann schrieb in ihrer E-Mail:

»Pia kam vor zwölf Jahren zu mir. Es war Liebe auf den ersten Blick, als ich die kleine Katze im Tierheim entdeckte. Von da an war sie mein absoluter Liebling.

Zwölf Jahre später, ging auf einmal alles ganz schnell. Pia musste operiert werden und zehn Tage danach, als die Fäden gezogen wurden, mochte sie plötzlich nichts mehr fressen. Kurze Zeit darauf schlief sie friedlich ein.

Ich habe viele Fragen an Pia, in der Hoffnung, dass ich dann leichter mit der Situation Frieden schließen und sie besser loslassen kann.«

Ich nahm im Namen von Frau Gundermann Kontakt zu der verstorbenen Katze auf.

»Wie geht es dir Pia?«

»Es geht mir ganz gut. Die letzten Tage in meinem Leben waren schlimm für mich. Und dann bin ich so schnell aus dem Leben gerissen worden. Ich hatte gehofft, noch mehr Zeit zu haben. Aber es sollte nicht sein. Ich war anfangs geschockt und traurig. Auch tut es mir so weh, dich dermaßen stark leiden zu sehen. Um mich musst du dir keine Sorgen machen, denn mir geht es jetzt gut.«

»Bist du bei mir und an meiner Seite?«

»Ich bin dir ganz nahe und begleite dich Tag und Nacht. Kannst du mich auch spüren? Rede gerne mehr mit mir. Trau dich. Ich werde so lange bei dir sein, bis ich das Gefühl habe, dich ›alleine‹ lassen zu können.«

»Warum bist du in mein Leben gekommen? Was sollte ich lernen?«

»Annahme des Lebens und des Seins, Vertrauen, tiefe Liebe und Verbundenheit, Spiritualität und Loslassen. Mein Seelenauftrag war es, dich eine Zeit lang zu begleiten. Ich liebte es, bei dir zu sein.«

»War es dein Wille zu gehen, oder habe ich es versäumt, dir helfen zu lassen?«

»Meine Aufgabe für dieses Leben war beendet. Leider! Ich wäre gerne noch länger bei dir geblieben. Für dich fängt jetzt ein neuer Abschnitt an.«

»Hätte es dein Leben gerettet, wenn ich dich rechtzeitig zum Tierarzt gebracht hätte?«
»Nein, leider nicht. Vielleicht hätte ich ein paar Tage länger gelebt. Aber meinen Körper hätte ich trotzdem verlassen müssen. Bitte zweifle nicht an dir und mach dir keine Vorwürfe. Dich trifft keine Schuld!«

»Sehen wir uns wieder, mein Schatz?«
»Wir sehen uns wieder. Ich werde mich jedoch erst einmal nicht reinkarnieren. Zu diesem Zeitpunkt kann ich dir noch nicht sagen, wo und wann wir uns begegnen werden. Aber dass wir irgendwann wieder miteinander leben werden, weiß ich. Du wirst spüren und wissen, wenn ich es bin.«

In diesem Beispiel ist zu erkennen, wie sehr sich die Halterin aufgrund des Zusammenlebens mit ihrer Katze weiterentwickeln konnte. Es ist ein wahres Geschenk für uns Menschen, mit diesen hoch spirituellen Tierseelen im Kontakt sein zu dürfen.

Wiederholung des Solarplexus-Schutzes

Vor der Kontaktaufnahme mit einem verstorbenen Tier sollten Sie den Solarplexus-Schutz durchführen. Dazu blättern Sie bitte auf Seite 61 zurück.

Anleitung zur Kommunikation mit verstorbenen Tieren

Im Gegensatz zur Kommunikation mit lebenden Tieren, in der aktiv das Gespräch zu ihnen gesucht wird, ist die Kontaktaufnahme zu verstorbenen Tieren gänzlich anders. Die Tiere befinden sich in einer lichtvollen Dimension, und es liegt in ihrem Ermessen, ob sie zu einer Kontaktaufnahme bereit sind oder nicht. Der Tierkommunikator darf keine ruhenden Seelen rufen und sie so stören. Er geht lediglich mit dem Foto in der Hand in die Stille und ist offen für eine Kontaktaufnahme.

Dann lässt er los und geschehen, was kommt. Erhält er von der Seele keine Reaktion, zieht sich der Tierkommunikator wieder zurück und beendet den Versuch, mit diesem verstorbenen Tier Kontakt aufnehmen zu wollen.

INFO Ein Tipp aus Sophias Praxis

Aufgrund meiner langjährigen Erfahrung mit Seelenkommunikationen kann ich bestätigen, dass jede Seele, die bereit zu einer Kontaktaufnahme ist, sofort präsent und dankbar für diese Gelegenheit sein wird.
Bleibt jedoch jegliche Form von Reaktion aus, hat es Gründe, die akzeptiert werden müssen.

Anleitung zur Kommunikation mit verstorbenen Tieren

- Schalten Sie die Telefone und sonstige Störfaktoren aus und begeben Sie sich an einen ruhigen Ort.
- Schaffen Sie sich eine angenehme Atmosphäre, in der Sie sich wohlfühlen. Wenn Sie möchten, zünden Sie auch gerne eine Kerze an.
- Nehmen Sie auf einem bequemen Stuhl Platz.
- Beide Füße stehen auf der Erde, und Ihre Sitzhaltung ist aufrecht.

Schließen Sie die Augen, atmen Sie tief ein und aus und spüren Sie dabei in Ihren Atem hinein. Lassen Sie bewusst bei jedem Ausatmen alle Verspannungen Ihres Körpers los.

Spüren Sie, wie sich die Entspannung ausbreitet.

Wenn Sie entspannt sind, überprüfen Sie Ihren Solarplexus-Schutz. Fühlen Sie sich wirklich geschützt? Wenn nicht, dann schützen Sie sich erneut.

Machen Sie Ihren Kopf frei von allen Störfaktoren.

Visualisieren Sie, wie Sie Ihr Kronenchakra öffnen, hell leuchtendes Licht von dort austritt und Richtung Himmel strahlt. Spüren Sie nun Ihre Anbindung.

Jetzt legen Sie die Aufmerksamkeit auf Ihre Füße und fühlen, wie aus Ihren Sohlen Wurzeln in die Erde wachsen.

Spüren Sie Ihre Erdung.

Verbinden Sie sich jetzt mit der Tierseele und spüren Sie hinein, ob Sie etwas wahrnehmen. Nehmen Sie Kontakt auf …

Nun gibt es zwei Möglichkeiten:

Wenn Sie nichts spüren, ziehen Sie sich wieder zurück und öffnen Ihre Augen.

Spüren Sie die Anwesenheit der Seele, dann begrüßen Sie sie, stellen Sie sich vor und fragen Sie, ob sie zu einem Gespräch mit Ihnen bereit ist. Erhalten Sie ihr Einverständnis, können Sie nun in dieser Kommunikation alle Fragen und Mitteilungen zur Sprache bringen.

Geben Sie der Seele auch die Möglichkeit, alles aussprechen zu können, was sie noch mitteilen möchte.

Nachdem Ihre Kommunikation beendet ist, bedanken Sie sich bei der Seele für die gute Zusammenarbeit und verabschieden Sie sich.

Fangen Sie nun an, Ihre Hände und Füße zu bewegen, und öffnen Sie langsam wieder Ihre Augen.

Das passende Tier als Familienmitglied auswählen

Tiere haben mit ihren feinfühligen Wahrnehmungen einen Zugang zu einem »Speicher des Wissens«, zu dem gegenwärtig die meisten Menschen noch keine Verbindung haben. So wissen Hunde zum Beispiel auch zu unterschiedlichen Uhrzeiten, dass ihr geliebter Mensch nach Hause kommt, selbst dann, wenn er noch viele Kilometer von ihnen entfernt ist.

Sogenannte Haustiere wie zum Beispiel Hunde, Katzen und Meerschweinchen fühlen sich in der Gegenwart von Menschen wohl, wenn sie artgerecht gehalten und respekt- und liebevoll behandelt werden. Dies ist eine wichtige Basis für ein harmonisches Zusammenleben zwischen Tier und Mensch.

Es gibt für uns viele verschiedene Herangehensweisen, das passende Tier auszuwählen. Ob von Tierheimen, Tierschutzorganisationen, Züchtern oder privaten Tierhaltern, Tiere können aus einem großen Angebot ausgewählt werden.

Doch welches Tier ist nun das richtige? Nach welchen Kriterien kann gewählt werden? Und wo wird das passende gefunden?

Tierheime und Tierschutzorganisationen bieten zum Beispiel Hunden, Katzen, Meerschweinchen und Vögeln Platz, wenn sie noch kein richtiges Zuhause gefunden haben.

Da die Mitarbeiter dieser Einrichtungen tagtäglich mit den Tieren zusammen sind, ist eine ehrliche Beratung durch sie sehr hilfreich. Somit kann bereits im Vorfeld erkannt werden, ob ein Tier zum Halter passt oder eher nicht.

Sind zum Beispiel kleine Kinder in der Familie, dient es zu ihrem Schutz und deren Sicherheit, ein Tier auszuwählen, das auch wirklich kinderlieb ist. Angenommen ein Hund sieht zwar sehr verspielt und freundlich aus, wird jedoch von der Tierheimleitung als nicht kinderlieb beschrieben, kann dies darauf hinweisen, dass das Tier zuvor sehr schmerzhafte Erfahrungen im Umgang mit kleinen Kindern gemacht hat.

Knurrt ein Hund zum Beispiel kleine Kinder an, und beißt er vielleicht sogar zu, verhält er sich so nicht, weil er grundsätzlich bösartig ist, sondern weil er mit diesem Verhalten versucht, sich selbst zu schützen. Wer weiß, welche schlimmen Erfahrungen er in der Vergangenheit gemacht hat.

Natürlich besteht die Möglichkeit, mit viel Zeit, Liebe und Geduld dem Tier Vertrauen zu schenken und es auf diese Weise an Kinder zu gewöhnen. Doch aus Liebe zum Kind und zu dem Tier sollte vor einer Entscheidung ganz klar erkannt werden, was auch wirklich im Bereich des Möglichen liegt.

Mit sorgfältiger Auswahl und unter Berücksichtigung aller Gegebenheiten kann im Vorfeld vieles vermieden werden, was später evtl. zu großen Problemen führen könnte.

Einem vierbeinigen Freund aus dem Tierheim oder Tierschutz ein neues Zuhause geben zu wollen, ist eine sehr gute Tat. Auserwählt und in ihrem neuen Zuhause angekommen, sind diese Tiere ihrem Halter meistens ein Leben lang unendlich dankbar. Sie sind einfach nur glücklich, wenn sie in einer passenden und liebevollen Umgebung mit Menschen leben dürfen.

Auch, wenn gezüchtete Tiere in der Anschaffung meistens teurer als Tierschutztiere sind, bedeutet dies dennoch nicht, dass sie deshalb »wertvoller« als zum Beispiel eine Promenadenmischung sind. Wie schon erwähnt, geht es bei einem Lebewesen niemals um den Vergleich zwischen wertvoll und wertlos, es sei denn, die

Identifikation mit dem Ego eines Menschen ist immer noch stärker ausgeprägt als sein Herz.

Entscheidet sich ein Mensch für eine bestimmte Tierrasse vom Züchter, gilt es auch hier, sehr in sein Herz und den »gesunden Menschenverstand« hinein zu lauschen. Für welche Art von Zucht entscheidet sich der zukünftige Tierhalter? Dient sie dem Wohle des Körpers und Charakters des Tieres, oder wirkt sie sich eher nachteilig aus? Es gibt viele Züchtungen, die nicht zur Freude und Gesundheit des Tieres sind. Ob Hauterkrankungen, Allergien, Atemwegserkrankungen, Hüftgelenk- oder Rückenprobleme, nicht selten haben Tiere ein Leben lang unter den Überzüchtungen schmerzhaft zu leiden.

Welche guten Eigenschaften hat das Tier aufgrund seiner Züchtung erhalten? Und wie ist es bei dem Züchter aufgewachsen? Lernte es zum Beispiel friedliche Nähe und einen liebevollen Umgang mit Menschen und anderen Tieren kennen? Oder kommt es aus einer schlechten Haltung, die das Tier bereits nachteilig prägte?

Auch ist ein wesentlicher Faktor, aufgrund welcher Motivation der Tierwunsch überhaupt besteht. Menschen mit einem stark ausgeprägten Ego und geringem Selbstwertgefühl entscheiden sich nicht selten für ein Tier, das gefährlich für andere Menschen und Tiere sein könnte oder zumindest diesen Anschein erweckt.

Dass die wenigsten Haustiere wirklich von Grund auf böse sind, muss auch an dieser Stelle noch einmal erwähnt werden. Hätten zum Beispiel sogenannte Kampfhunde in ihrem bisherigen Leben ausschließlich nur gute Erfahrungen mit Menschen und anderen Tieren gemacht, wären die meisten weder aggressiv, noch würden Mensch und Tier Angst vor deren Unberechenbarkeit haben müssen.

»Modehunde«, die aufgrund eines aktuellen Trends und zur Prestigebefriedigung gehalten werden, müssen nicht selten Torturen, wie zum Beispiel Schönheitsanwendungen, über sich ergehen lassen, die nichts mit Tierliebe zu tun haben. Auch wird häufig versucht, das eigene »Image« mit einem exotischen Tier – zum Beispiel einer Schlange – »aufzupolieren«.

Tiere, die aufgrund privater Kontakte vermittelt werden, können auch auf diese Weise ein passendes, schönes neues Zuhause finden. Hier gelten ebenfalls die bereits genannten Kriterien, damit ein neuer Tierhalter erkennen kann, ob ein Tier wirklich passend ist oder eher nicht.

Das »richtige« Tier ist auf jeden Fall immer passend. Passend zur gegenwärtigen Lebenssituation, im Hinblick auf die empfundene Liebe zum Tier, die bisherigen Tiererfahrungen und Kenntnisse und ebenso passend zur partnerschaftlichen, beruflichen und finanziellen Situation.

Vor allem muss das Tier dem eigenen Herzenswunsch entsprechen und stimmig für das Bauchgefühl – die Intuition – sein. Und die sagt meistens schon in der ersten Sekunde der Begegnung mit einem fremden Tier, ob es das richtige ist oder nicht. Sei es »Liebe auf den ersten Blick« oder einfach ein unerklärliches Empfinden von: »Das ist es!«, darauf darf und sollte bei der Auswahl am meisten gehört werden.

INFO Tipps für die Auswahl des passenden Tieres

- Welche Tierart möchte ich in mein Leben einladen?
- Kann ich dem Tier zeitlich, räumlich, finanziell und mit meiner liebevollen Zuwendung gerecht werden?
- Wie viele Stunden bin ich täglich außer Haus?
- Habe ich zum Beispiel Lust, bei Wind und Wetter, dreimal täglich mit dem Hund Gassi zu gehen?

- Passt mein Alter zu dem des Tieres, im Hinblick darauf, dass es vielleicht noch bis zu 10, 20 oder gar 30 weitere Jahre leben wird?
- Bin ich wirklich bereit, in meinem Zuhause Gerüche und Schmutz, die ein Tier macht, selbstverständlich anzunehmen?
- Habe ich wirklich täglich Lust, das Katzenklo, den Pferde- und Kaninchenstall oder den Vogelkäfig sauber zu halten?
- Was geschieht mit dem Tier, wenn ich in Urlaub oder krank bin?
- Bin ich mir zusätzlich zu den Anschaffungskosten zum Beispiel eines Pferdes auch über die monatlich hohen Kosten wie die Stallmiete etc. bewusst?
- Kann ich die regelmäßige Futterversorgung leisten, ebenso auch unvorhergesehene Ausgaben wie zum Beispiel Tierarztkosten?
- Nach all diesen Kriterien darf ich mich nun Fragen, aufgrund welcher Beweggründe ich gerne ein Tier haben möchte und ob ich ihm wirklich gerecht werden kann.

Menschen, die aus folgenden Gründen ein Tier haben wollen, handeln eher aus ihrem schmerzbesetzten Ego als aus ihrem Herzen. Dies würde nicht zum Wohle des Tieres sein:

- Ich will aufgrund meines Ehrgeizes ein Pferd als Sportgerät benutzen, um damit erfolgreich und angesehen zu sein.
- Ich will ein Tier, weil andere auch eins haben.
- Ich kaufe mir ein Tier, weil es den Reiz des Neuen hat.
- Ich will mit dem Tier angeben, dazu gehört auch, mein Ansehen zu steigern.
- Ich kaufe ein Tier, um es zu verschenken.
- Ich will mich dem Tier gegenüber stark und überlegen fühlen.
- Ich spüre eine innere Leere in mir und möchte diese füllen.

Ebenso wie wir Menschen möchten auch Tiere sich in ihrem Leben wohlfühlen. Je mehr ein Mensch in seinem Herzen angekommen ist, umso glücklicher wird auch sein tierischer Wegbegleiter sein.

Der Zusammenhang zwischen Esel Festus und einer Salami

Als wir vor vielen Jahren in einer norddeutschen Siedlung mit modernen Einfamilienhäusern lebten, gab es nicht weit von uns entfernt einen schönen alten Bauernhof. Da wir damals unseren Esel Festus nicht direkt auf unserem Grundstück halten konnten, fuhren wir zu der sympathischen Familie, die seit Generationen auf diesem Bauernhof lebte.

Wir kannten sie recht gut, denn deren Sohn ging in dieselbe Klasse wie unsere ältere Tochter. Sarah, das kleinere Kind der Familie, war glücklicherweise nur zwei Jahre jünger als Sophia. Und da Sarah ein weißes Pony hatte, freute sich die Familie sehr, als wir sie fragten, ob unser kleiner Esel Festus dazukommen dürfte.

So kam es, dass Sophia und Sarah sich gleich mit der Planung von zukünftigen, gemeinsamen Ausritten beschäftigten und über beide Gesichter nur so strahlten.

Zusätzlich zu dem kleinen, weißen Pony der Tochter hatte die Familie noch zwei weitere, etwas größere Ponys, die ebenfalls von den Familienmitgliedern geritten wurden. Da Festus seine ersten vier Lebensjahre mit Ponys verbracht hatte, gab es von unserer Seite aus überhaupt keine Bedenken im Hinblick auf die Zusammenführung der Tiere.

Der spannende Tag kam, an dem Festus auf dem Bauernhof Einzug halten sollte. Sophia war mächtig aufgeregt, als sie ihren Esel am Strick durch das kleine Dorf zu dem besagten Bauernhof führte. Festus hingegen war eher neugierig. Was hatte die Familie denn nun mit ihm vor?

Unser kleiner Festus ist ein selbstbewusster Esel, und als er von Sophia auf die Weide zu den anderen Ponys geführt wurde, freute er sich auf Anhieb riesig über seine neuen Freunde. Mit hoch aufgestellten Ohren trabte er in seinem typisch tänzelnden Eselgang auf die kleine Herde von Ponys zu. Diese gerieten in Panik. »Ein Außerirdischer!«, schien deren erster Eindruck beim Anblick der langen Eselohren zu sein, und schon galoppierten sie, so schnell sie konnten, bis zum anderen Ende der Koppel davon. Festus, der gar nicht verstand, warum seine neuen Freunde so plötzlich davonrannten, galoppierte hinterher, was die Panik der Ponys nur noch verstärkte.

Wir standen am Zaun und wussten uns keinen Rat. Und dann plötzlich, als hätten sich die drei Ponys abgesprochen, machten sie eine 180-Grad-Wendung und rannten nun zurück, direkt auf Festus zu. Wir hielten den Atem an. Festus, der die deutlich größeren, fremden Tiere nun wild entschlossen auf sich zurasen sah, machte panisch aus dem Stand eine Kehrtwendung. So schnell er konnte, galoppierte er nun zu uns zurück, und ich glaube, dass er um sein Leben rannte.

Was für eine Aufregung! Doch von dem Tag an waren Festus und die Ponys lange Jahre beste Freunde. Und die beiden Mädchen hatten mächtig viel Spaß und tolle Erlebnisse während ihrer gemeinsamen abenteuerlichen Ausritte. Es gibt noch etliche schöne Geschichten, die ich dazu erzählen könnte.

Doch nun komme ich zu dem Erlebnis, das mit Festus zu tun hat und mein Bewusstsein stark veränderte.

Jeden Tag fuhr ich mit dem Fahrrad zu diesem Bauernhof, um den Stall auszumisten und unserem Esel die langen Ohren zu kraulen. Ich hatte gerade meine Karriere beendet und Festus war für mich mein bester Therapeut. Während ich ihm den haarigen

Rücken massierte und ihn genau an den Stellen kraulte, wo er es am liebsten hatte, konnte ich wunderbar abschalten. Auch die frische Luft auf dem Bauernhof half mir, meine Gedanken zu sortieren und loszulassen.

Wie schon beschrieben, jonglierte ich zehn Jahre zuvor zwischen Kinder, Küche und Karriere und lebte in einem sehr funktionalen Modus. Ich hatte meine vielen Aufgaben perfekt im Griff und alles unter bester Kontrolle. Doch entspannen, mich selbst spüren können und frei von Gedanken sein, das konnte ich nicht.

Mit seiner ruhigen und geduldigen Art half Festus mir sehr, ein Gefühl für mich selbst zu bekommen. Und das war meine Rettung, denn mir wurde sehr bewusst, dass ich in meinem Leben unbedingt Etliches ändern musste, wollte ich nicht im Krankenhaus oder gar in der Psychiatrie landen.

So fuhr ich eines morgens erneut mit dem Fahrrad zum Bauernhof und stellte überraschenderweise fest, dass die Tiere im Stall standen. Dies war eher ungewöhnlich, denn meistens ließ der Familienvater, kurz bevor er zu seiner Arbeit fuhr, die Tiere noch aus dem Stall. Wie sich später herausstellte, hatte er das auch an diesem Morgen getan. Doch da sich eine große dunkle Regenwolke über dem Bauernhof ergossen hatte und die nassen Tiere der Großmutter so leidgetan hatten, hatte sie sie kurzerhand erneut in die Ställe gelassen.

Als ich nun die Stalltür zu Festus öffnete und auf seinen braunen Rücken schaute, strömte mir ein intensiver Salamigeruch entgegen. Im ersten Moment war ich sehr überrascht. Doch dann erkannte ich, dass das Fell unseres Esels im Regen nass geworden war, die Feuchtigkeit im warmen Stall verdampfte und sich dabei ein Salamigeruch entwickelte.

Obwohl ich in dem Moment den Zusammenhang zwischen Esel und Salami erkannte, ging ich dennoch aus Gewohnheit am nächsten Tag zu unserem Stadtschlachter. Scherzeshalber sagte ich: »Ich hätte gerne wieder 150 g Salami, aber dieses Mal nicht von einem Esel!« Ich lachte dabei und fand das irgendwie auch noch komisch.

Erst in dem Moment, als der Metzgermeister allen Ernstes erwiderte: »Gut, dass Sie das sagen. Dann nehme ich dieses Mal eine andere als sonst«, erschrak ich zutiefst. Mir wurde erst in dem Moment so richtig bewusst, dass ich jahrelang Salami gegessen hatte, die von genau solch einem liebevollen und klugen Tier kam, wie es unser Familienmitglied ist. Seitdem aß ich nie mehr Salami, und nachdem kurze Zeit darauf auch noch das Erlebnis mit dem Schaf in dem Tiertransporter war, konnte ich überhaupt kein Fleisch mehr essen.

Die Menschen sind auf den Verzehr von Tieren konditioniert. Aus Gewohnheit halten sie die Ermordung unserer tierischen Freunde für normal ebenso wie das Verspeisen ihrer toten Körper. Doch diese gelebte Normalität verursacht tagtägliches Leid, Qual, Krankheit und Tod bei den Tieren ebenso wie bei den Menschen.

Es gibt viele unabhängige Studien, die belegen, dass tierisches Eiweiß dem menschlichen Körper sehr schadet. Zunehmend mehr Ärzte raten ihren Patienten, auf den Verzehr von Fleisch, Milchprodukten und idealerweise auf jegliches tierische Eiweiß zu verzichten. Etliche Krankheiten, die bereits als chronisch diagnostiziert wurden, sind bei anschließender rein pflanzlicher Ernährung wieder verschwunden. Erfreulicherweise empfinden die meisten Menschen nach ein paar Wochen der Entwöhnung von tierischen Produkten das »Nein danke!« nicht länger als Verzicht.

Im Gegenteil! Sie fühlen sich körperlich besser, wohler und leichter denn je. Ein Klient brachte es auf den Punkt, als er begeistert aussprach: »Ich fühle mich insgesamt deutlich lebensleichter.«

Es ist bekannt, dass die Gefühle und Gedanken eines Menschen starken Einfluss auf dessen Zellen und somit auf den gesundheitlichen Zustand des Körpers haben. Hierzu passt die Aussage: »Ein gesunder Geist lebt in einem gesunden Körper.«

Ebenso ist es auch bei den Tieren, die als Nutztiere bezeichnet werden. Von zum Beispiel einem Rind, Schwein oder Huhn, das im Mastbetrieb, auf dem Transportweg und bei der Tötung Qual, Leid und Todesängste erlitt, werden dessen schmerzvolle Gedanken und Gefühle als Informationen in den Zellen abgespeichert. Und diese gesundheitsschädlichen Informationen gelangen unweigerlich beim Verzehr von Fleisch, Wurst, Fisch, Milchprodukten und Eiern in die menschlichen Körperzellen. Hinzu kommen die vielen Hormone, Antibiotika etc., die den Tieren verabreicht werden und ebenso in dem Schulbrot und dem Gourmetdinner landen. Von Genuss kann an dieser Stelle schon lange keine Rede mehr sein.

Nun stellen wir die Frage: Mit welchem Recht nehmen Menschen den Tieren überhaupt ihr Leben? Wenn einem Lebewesen das Leben genommen wird, ohne dass es damit einverstanden ist, ist es weder eine Schlachtung noch Tötung, sondern schlichtweg Mord. In Deutschland muss sich kein Mensch mehr von Fleisch und tierischen Produkten ernähren, um überleben zu können. Im Gegenteil. Der gewaltige Fleisch-, Fisch-, Eier- und Milchkonsum geschieht lediglich aus Sucht, Gewohnheit und Ignoranz. Deshalb müssen täglich Millionen Tiere grausam leiden und ihr Leben unfreiwillig hergeben.

Zum Glück wächst gegenwärtig mit zunehmendem Bewusstsein die Anzahl von Menschen, die aus Liebe zu sich selbst, den Tieren und der Natur vegan leben.

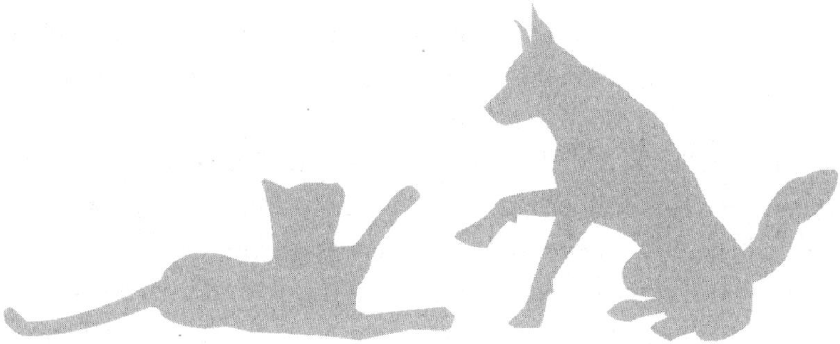

Tierleid vermeiden

Während wir dieses Buch schreiben, öffnet sich unser Herz mehr und mehr. Ganz gleich, ob es die Kommunikationen mit den Tieren sind, die nachfolgenden Statistiken über die Tierschlachtungen oder Details von Tierversuchen, wir kommen noch mehr ins Fühlen und erhalten ein viel tieferes Empfinden für unsere Freunde – die Tiere. Ob z. B. Pferd, Hund, Katze, Schwein, Huhn, Fisch oder Rind, alle Tiere sind Lebewesen, die ebenso wie wir Menschen Gefühle haben und Schmerzen empfinden.

In den vielen Tierkommunikationen wird deutlich, wie groß der Wunsch der Tiere nach einem liebevollen, friedlichen und freien Leben ist. Somit können sich Männer und Frauen, die unmittelbar mit den Tiertransporten, Schlachtungen und Tierversuchen zu tun haben, fragen: »Kann und will ich weiterhin diesen feinfühligen Tieren so viel Schmerz und Leid zufügen? Will ich als Mensch Tiere quälen und töten? Warum tue ich es? Und wenn ich mich für meine Handlungen verantworten müsste, womit genau würde ich mein Verhalten erklären?«

Eine goldene Regel besagt: »Behandle andere so, wie du selbst behandelt werden möchtest.« Wenn Menschen als Vertreter einer Gesellschaft Macht bekommen, sollten sie unserer Meinung nach nicht nur eine gute Ausbildung und Karriere nachweisen können, sondern stattdessen Weisheit erlangt haben. Unsere Welt braucht weise Menschen, die ins Fühlen gekommen sind und aus ihrem Herzen heraus mutig genug sind, zum Wohle des Lebens zu handeln.

Gegenwärtig werden von Menschen jedoch immer noch Gesetze beschlossen, die tolerieren, dass tagtäglich Millionen Tiere bis zu ihrer Ermordung furchtbar leiden müssen.

Menschen, die zwar selber niemals auf die Idee kämen, Pferde, Kaninchen, Rehe, Schweine, Rinder, Schafe, Hühner, Enten oder Fische zu töten, kaufen dennoch aus Gewohnheit Fleisch, Wurst, Eier und Milchprodukte und bestellen sich im Restaurant z. B. Rehrücken, Entenbrust, Lammbraten, Wiener Würstchen, eine Käseplatte und Milchspeisen.

Da das Angebot von der Nachfrage bestimmt wird, ist es notwendig, dass jeder Mensch seine Eigenverantwortung übernimmt und erkennt, wie sehr er mit seinem Konsum oder Verzicht von tierischen Produkten über Tierleid und Tierschutz entscheidet.

Und nun kommt eine frohe Botschaft! Wir Menschen haben die freie Wahl, und zwar von Moment zu Moment! Jeder kann sich jetzt und sofort für Liebe, Frieden und Fairness entscheiden.

Trotz aller Fakten in diesem Buch wird es dennoch Skeptiker geben. Und wenn es nur deren konditionierter Verstand ist, der an der einen oder anderen Stelle den Textinhalt bewerten und verurteilen möchte. Das alles darf sein, denn wir Menschen sind frei.

Liebe Leserin und lieber Leser, wir haben eine wiederholte Bitte an Sie. Verinnerlichen Sie die folgenden Zeilen dieses Buches mit Ihrem Herzen und kommen Sie dabei mehr und mehr ins Fühlen. Entwickeln Sie anschließend den Mut, auch dementsprechend zu handeln. Damit bewirken Sie für sich selbst, die Tiere und den Rest der Welt sehr viel Gutes.

- 815 Millionen Menschen hungern weltweit.
- Obwohl es genug Nahrung für alle geben könnte, verhungert alle zehn Sekunden ein Kind. Die Beschaffung der Futtermittel für die Milch- und Fleischindustrie trägt zu diesem Leid zu einem sehr großen Teil bei. Denn 36 % der weltweiten Getreideernte und 70-75 % der Sojaernte werden für die Tierfütterung eingesetzt.

- Die Produktion von 1 kg Rindfleisch verbraucht ca. 15 000 Liter Wasser und 2,5 Kilogramm Getreide.

Kühe

Kuhmilch ist Muttermilch. Wie andere Säugetiere muss auch die Kuh erst ein Kälbchen zur Welt bringen, damit sie Milch produziert. Damit eine Milchkuh ständig Milch gibt, wird sie jedes Jahr kurz nach der Geburt ihres Kalbes erneut besamt. Neun Monate später bringt sie wieder ein Kälbchen zur Welt, das ihr innerhalb kürzester Zeit weggenommen wird, da die Milch dem menschlichen Konsum vorenthalten ist. Aufgrund der Trennung rufen Mutter und Kind oft tagelang traurig nacheinander.

Eine Durchschnitts-Milchkuh gibt 50 Liter Milch am Tag. In der Natur würden acht Liter pro Tag für die Aufzucht eines Kalbes reichen. Die natürliche Lebenserwartung einer Kuh liegt bei 18-25 Jahren. Eine Kuh in der Milchindustrie wird in der Regel nur fünf Jahre alt. Kann sie mit ihrem ausgemergelten Körper nicht mehr genug Milch geben, wird sie geschlachtet.

Kommunikation mit einer Kuh aus Biohaltung

»Wie geht es dir emotional und körperlich?«
»Wie sollte es mir gehen? Ich bin völlig am Ende. Wieder habe ich mein Baby verloren. Wieder wurde es mir weggenommen. So sehr habe ich gekämpft, geschrien und gerufen. Aber sie haben es mir dennoch einfach genommen. Ich kann es kaum aushalten, so sehr tut es weh.

Auch schmerzt mein ganzer Körper. Ich kann kaum noch stehen. Meine Beine brennen, genauso wie mein Euter auch. Ach was sage ich da. Es tut einfach alles weh. Jeder, der nur stehen und liegen kann weiß, wie schmerzhaft das ist.«

»Magst du mir beschreiben, wie du lebst?«
»Ich lebe mit vielen anderen Kühen in einem dunklen, engen und dreckigen Stall. Wir sind angebunden und niemand kann sich bewegen.«

»Wie nimmst du die Menschen wahr?«
»Sie sind laut, grob und wie Maschinen. Sie haben keinerlei Gefühl, geschweige denn Mitgefühl. Wenn ich vor lauter Traurigkeit nach meinem Baby schreie und rufe, interessiert es sie nicht. Wenn sich mein Euter entzündet und ich sichtbar körperliche Schmerzen habe, interessiert es sie auch nicht. Die Menschen sind kalt.«

»Wie empfindest du dein Leben?«
»Mein Leben ist tragisch. Ich denke, dass niemand mit mir tauschen wollte. Ich werde geschwängert, was übrigens sehr weh tut. Ich bringe ein Baby zur Welt, was wunderbar ist, aber auch sehr, sehr weh tut. Ich möchte mich um mein Kleines kümmern, aber es wird mir weggenommen, was sehr, sehr weh tut. Ich werde jeden Tag mehrfach gemolken, was mir weh tut. Und wenn ich dann nicht mehr kann, werde ich gewaltsam abtransportiert. Sehr oft habe ich schon gesehen, wie das dann aussieht. Sehr oft habe ich in die Augen der anderen geschaut und ihre Angst gesehen. Sehr oft habe ich ihre ängstlichen Schreie gehört. Aber auch da hat es niemanden interessiert. Deswegen sage ich, dass niemand mit mir tauschen wollte.«

»Worin liegt der Sinn in deinem Leben?«
»Ich weiß, dass die Menschen süchtig nach meiner Milch sind. Sie brauchen diese Flüssigkeit für ihr Leben. Sie nehmen und nutzen uns alle aus. Wollen immer mehr und mehr und mehr und behandeln uns so schlecht. Grausam sind sie.«

»Was macht dir Freude in deinem Leben?«
»Freude empfinde ich, wenn ich mein Baby zur Welt gebracht habe. Ich sehe meinen ganzen Stolz vor mir und liebe mein Baby so sehr. Ich bin glücklich und froh, wenn ich spüre, dass es meinem Kleinen gut geht.«

»Wovor hast du Angst?«
»Mein Leben macht mir große Angst, weil es sich ständig wiederholt. Immer wieder aufs Neue. Und auch wenn man meinen könnte, dass man sich daran gewöhnt – von wegen. Jede Schwangerschaft macht mir große Angst, weil ich weiß, was passieren wird. Wir sind nicht doof!«

»Was möchtest du den Menschen gerne mit auf den Weg geben?«
»Ihr Menschen solltet es eigentlich besser wissen, weil auch ihr eigentlich nicht dumm seid. Aber warum verhaltet ihr euch dann so?!«

»Was wünschst du dir, damit es dir besser geht?«
»Ich wünsche mir und uns ein ganz anderes Leben. Freiraum, grüne Wiesen und erleben zu können, wie mein Baby an meiner Seite und durch meine Milch groß wird.«

Schweine

Schweine sind deutlich intelligenter als Hunde und genauso freundlich und liebevoll. In einer natürlichen Umgebung sind sie sozial, verspielt und verschmust. Sie gehen Beziehungen miteinander ein, fühlen sich sehr zu den Menschen hingezogen, machen täglich ihre Strohbetten, relaxen gerne in der Sonne und kühlen sich im Wasser und Schlamm ab. Schweine halten ihren Bereich sehr sauber. Stellt man ihnen ausreichend Platz zur Verfügung, trennen sie konsequent die Bereiche, in denen sie essen, schlafen und sich entleeren.

56 Millionen Schweine werden jährlich alleine in Deutschland geschlachtet. Das sind über 150 000 Schweine pro Tag. Ihre natürliche Lebenserwartung beträgt 15 Jahre. In der Nutztierhaltung leben sie jedoch nur max. ein halbes Jahr.

Obwohl diese Tiere so intelligent und feinfühlig sind, leiden sie von ihrer ersten Geburtsstunde bis zur Schlachtung unter der Misshandlung und Missachtung von Menschen. Für einen kurzen »Genuss« von Fleisch – gespickt mit Informationen von Qual, Leid und Tod – müssen diese feinfühligen Tiere unsägliches Leid ertragen.

Kommunikation mit einem Schwein aus einer Mastanlage

»Wie geht es dir emotional und körperlich?«

»Ich habe jeden Tag Angst. Meine Augen brennen. Mein ganzer Körper tut mir schrecklich weh. Die Haut spannt unerträglich und schmerzt so sehr, als würde sie jeden Moment reißen. Ich kann mich kaum noch tragen. Mein ganzer Körper schmerzt. Wir stehen hier alle und aufgrund des schweren Gewichtes möchten wir uns hinlegen, doch es geht nicht. Es ist überall kalt und viel zu dreckig und vor allem hilft es absolut nichts, denn so können wir den Körper auch nicht entspannen.

Um mich herum haben sie alle Angst. Wenn die Menschen hereinkommen, ist es besonders schlimm. Wir alle schreien, weil wir nicht wissen, was passiert. Wir geraten in Panik, weil wir schreckliche Angst haben. Viele von uns drehen dann völlig durch. Dann verletzen sich einige untereinander. Wenn die Menschen zu uns kommen, wissen wir nicht, was sie von uns wollen. Es ist so eng. Wir können ihnen nicht ausweichen und aus dem Weg gehen. Wenn die Menschen bei uns sind, treten, schlagen und scheuchen sie uns weg. Es ist furchtbar. Niemand weiß dann, was passiert. Sie tun uns emotional und auch körperlich mit ihrem Verhalten weh. Wir sind ihnen immer im Weg.

Die restliche Zeit ist es dunkel. Wir drehen uns im Kreis und wissen nicht, was passiert.«

»Magst du mir beschreiben, wie du lebst?«

»Ich lebe mit vielen anderen Schweinen auf engstem Raum. Wir haben kaum Platz, kein Licht und ganz viel Stress. Jedes Schwein geht anders mit dieser Situation um. Es gibt die Resignierten. Sie haben schon lange aufgegeben. Eigentlich sind sie schon tot. Dann gibt es die Aggressiven, vor denen jeder Angst hat. Sie beißen und zerstören aus lauter Hilflosigkeit und Wut, auch uns. Dann gibt es noch die Ängstlichen, zu denen ich auch zähle. Wir haben Angst, Angst vor jedem neuen Augenblick. Es zerreißt uns.«

»Wie nimmst du die Menschen wahr?«

»Sie sind bösartig und haben keinerlei Gefühle. Sie sind hart, kalt, laut, aggressiv und grob. Ich habe große Angst vor ihnen. Sie sind unberechenbar. Es kommt täglich vor, dass sie plötzlich ausrasten.

Dann sind sie voller Wut und sehr emotionsgeladen und schlagen brutal auf uns ein. Es tut weh. Emotional als auch körperlich. Wenn einer von uns krank oder plötzlich verstorben ist, stören wir sie damit eher. Sie fühlen nicht mit uns, sondern sind sauer, dass wir ihnen zusätzliche Arbeit machen.«

»Wie empfindest du dein Leben?«
»Als sinnlos. Also für mich ist es das. Ich weiß, dass ich für die Menschen einen Sinn habe. Aber für mich ist es sinnlos. Es gibt nichts Schönes in meinem Leben. Im Gegenteil. Jeder Tag ist grausam und wird mit dem zusätzlichen Gewicht noch schlimmer und anstrengender. Mein Körper wird immer dicker, er schmerzt, und ich kann mich nur sehr schwerfällig und unter großen Schmerzen bewegen. Auch wird die Angriffsfläche immer größer.«

»Worin liegt der Sinn in deinem Leben?«
»Ich sehe für mich keinen Sinn in meinem Leben. Ich weiß, dass ich zum Verzehr gedacht bin und gegessen werde. Das ist der einzige Sinn.«

»Was macht dir Freude in deinem Leben?«
»Ich empfinde keinerlei Freude in meinem Leben. Was sollte mich glücklich machen?«

»Wovor hast du Angst?«
»Vor den Menschen, der Gegenwart und der Zukunft. Ich frage mich oft, wie schlimm es wohl noch werden wird. Ich muss sagen, dass ich einfach nur froh bin, wenn es alles ein Ende hat. Ich empfinde es zwiespältig. Ich habe einerseits Angst vor dem qualvollen Ende, doch wird es auch eine Erlösung sein, wenn ich es endlich geschafft habe.«

»Was möchtest du den Menschen gerne mit auf den Weg geben?«
»Seht uns. Schaut zu uns und hinter die Kulissen der schön verpackten Fleischware. Werdet euch bewusst, dass wir es sind, die ihr esst. Wir empfinden große Wut, haben Angst oder schon längst aufgegeben. Bitte seht und fühlt das!! Und holt uns alle hier raus!«

»Was wünschst du dir, damit es dir besser geht?«
»Freiheit und Liebe. Raum und Licht. Wärme und Hoffnung. Eben ein komplett anderes Leben für mich und meine Brüder und Schwestern.«

Unsere beiden Schweine, Susi und Strolch, sind zu allen ausgesprochen freundlich und friedlich. Sie lieben es, innerhalb der Familie dabei sein zu dürfen, wenn gelacht wird und eine heitere Stimmung um sie herum ist. Ganzkörper- wie auch »Fußmassagen« genießen sie, während denen sie auch schon mal einschlafen. Von Zeit zu Zeit haben Susi und Strolch eine Beziehungskrise. Dann gehen sie sich aus dem Weg, doch bereits nach kurzer Zeit liegen sie auch wieder friedlich beieinander. Obwohl Strolch größer als Susi ist, ist er aufgrund seiner Sensibilität besonders schreckhaft.

Sophias Tochter, die zweieinhalbjährige Lilli, ist etwa auf Augenhöhe mit Strolch. Vor Kurzem küsste sie ihn spontan auf die Stirn. Obwohl er genau so überrascht war wie wir, hielt er ihr seine Stirn anschließend gleich noch einmal hin. Zu unserer großen Freude drückte Lilli ihm daraufhin noch einen zweiten Kuss auf die Stirn. Es war ein wunderschöner, glücklicher Moment für uns alle. Nicht nur währenddessen, sondern auch sonst strömt eine Liebe aus Strolchs Augen, die durchtränkt ist von Weisheit und Güte.

Kommunikation mit unserem Schwein Strolch

»Wie geht es dir emotional und körperlich?«
»Es geht mir sehr gut. Ich frage mich gerade, was ich heute wohl alles machen werde. Wohin ich mich hinlegen möchte und was mir für heute wichtig ist.

Körperliche Schmerzen habe ich keine. Warum auch sollte ich Schmerzen haben? Es ist alles gut, so wie es ist.«

»Magst du mir beschreiben, wie du lebst?«
»Ich habe eine Freundin, Susi, mit der ich zusammenlebe. Manchmal streiten wir uns, aber das kommt eher selten vor. In Wahrheit können wir nicht ohne einander, aber verrate das keinem. Es wäre ihr nicht recht (er lacht). Wir leben in einem wunderbaren Zuhause mit vielen tollen Menschen. Sie lieben uns sehr und achten auf unser Wohlergehen. Mein Leben ist einfach schön.«

»Wie nimmst du die Menschen wahr?«
»Als sehr liebevoll und umsichtig. Ich werde immer gekrault und gestreichelt, wenn mir danach ist. Ich liebe Kinder, und ich liebe Lilli. Sie ist sehr auf unser Wohlergehen bedacht und freut sich immer, wenn sie mich sieht. Sie lacht wunderbar, und ihr Herz ist rein. Es ist schön mit ihr und meinen Menschen.«

»Wie empfindest du dein Leben?«
»Als großartig. Ich liebe mein Leben.«

»Worin liegt der Sinn in deinem Leben?«
»Ich darf den Menschen Freude und Liebe schenken.«

»Was macht dir Freude in deinem Leben?«
»Mit Susi zusammen zu sein und mit ihr zu kuscheln. Ich liebe es, durch den Garten zu laufen und hinzugehen, wohin ich möchte. Und auch das zu machen, was ich möchte. Ich liebe es, gestreichelt und umsorgt zu werden und mich nicht sorgen zu müssen. Ich liebe es, da zu liegen und spontan zu entscheiden, was ich jetzt machen möchte.«

»Wovor hast du Angst?«
»Auch wenn ich ziemlich groß bin, bin ich sehr sensibel. Ich erschrecke mich schnell und habe in dem Moment Angst, dass mir etwas passieren könnte.«

»Was möchtest du den Menschen gerne mit auf den Weg geben?«
»Genießt das Leben und nutzt jeden Tag ganz bewusst für euch und eure Seele.«

»Was wünschst du dir, damit es dir besser geht?«
»Mir ist es wichtig, frei zu entscheiden. Wenn ich dann auch noch zu meinen Menschen ins Haus dürfte, wäre es perfekt.«

Wildschweinjagd

- 2017/2018 wurden ca. 836 900 Wildschweine getötet, das sind 42 % mehr als im Jahr davor.
- Die massenhafte Tötung von Wildschweinen soll angeblich den Wildschweinebestand regulieren. Wissenschaftliche Studien belegen jedoch, dass die Natur sich von alleine reguliert und es ohne die Jagd sogar weniger Wildschweine gäbe.

- Aus einer Studie geht hervor, dass die Geschlechtsreife weiblicher Wildschweine in bejagten Wildschweinpopulationen früher eintritt und die Geburtenrate steigt. Die Population würde sich also auf einem tragfähigen Niveau einpendeln, überließe man dies der Natur.
- Die Jagd auf Wildschweine ist grausam. Laut Statistik werden dabei bis zu 70 % der Tiere nicht sofort getötet. Sie flüchten verwundet, quälen sich oft tagelang und sterben einen langsamen und schmerzhaften Tod.
- Wildschweine werden als die Gärtner der Wälder bezeichnet und sind für diesen unerlässlich. Durch ihr Wühlen im Boden tragen sie zu einem gesunden Wald bei.

Im Gegensatz zu früher, als die Jagd in erster Linie dem Überleben von Familien und Volksstämmen diente, hat die heutige Jagd eher abstrakte Motive: Freude an der Jagd und dem Töten, Frustabbau, Machtdemonstration, Prestigegründe, Tradition und Zeitvertreib.

Kommunikation mit einem weiblichen Wildschwein

»Wie geht es dir emotional und körperlich?«
»Mir geht es gut. Ich genieße mein Leben und liebe es, meine Kinder aufwachsen zu sehen. Wir sind inzwischen eine große Familie. Körperlich habe ich keine Beschwerden.«

»Magst du mir beschreiben, wie du lebst?«
»Ich lebe überall. In erster Linie im Wald zwischen Hölzern und Geäst. Uns zieht es an Orte, die für uns am besten sind. Wir lassen uns treiben und sind im Vertrauen. Es gibt keinen Plan. Wir leben in jedes Jetzt hinein.«

»Wie nimmst du die Menschen wahr?«
»Unterschiedlich. Die meisten Menschen, die ich bereits kennengelernt habe, sind zerstreut und laufen eher planlos durch das Leben. Sie denken ständig und über alles nach. Unnütz, wie ich finde.

Dann gibt es die Menschen, die uns suchen und töten wollen. Kaltblütig und auf der Suche nach Macht sind sie. Ich kann ihre kalte Seele spüren, wie Dämonen. Sie machen mir Angst. Ich habe Angst um meine Kinder. Diese Menschen freuen sich über unseren Tod. Ich kann ihren grausamen Geist spüren und riechen.«

»Wie empfindest du dein Leben?«
»Ich liebe mein Leben und bewältige meine Aufgaben von Herzen gerne. Ich bringe Kinder zur Welt und sorge für Nachwuchs. Ich kümmere mich um den Wald, dass es ihm gut geht. Die Menschen zerstören und zerstückeln ihn ohne Sinn und Verstand. Wir kümmern uns nachhaltig um seine Erhaltung und Pflege. Das ist ein großer Unterschied.«

»Worin liegt der Sinn in deinem Leben?«
»Mein und unser Dasein hat einen tiefen Sinn. Wir kümmern uns um die Wälder.«

»Was macht dir Freude in deinem Leben?«
»Ich liebe es, mich um meine Kinder und um den Wald zu kümmern. Und das von Herzen gerne.«

»Wovor hast du Angst?«
»Ich habe vor kaltblütigen Menschen Angst. Sie sind überall und lassen uns nie in Ruhe. Ich kann mit dem Stress umgehen, doch habe ich ständige Angst um meine Kinder.«

»Was möchtest du den Menschen gerne mit auf den Weg geben?«
»Wir wollen euch nichts und lasst uns auch endlich in Frieden. Hört auf, euch so zu verhalten, und werdet euch bewusst, was ihr macht. Eigentlich haben wir die Hoffnung auf Veränderung schon längst aufgegeben.«

»Was wünschst du dir, damit es dir besser geht?«
»Ich wünsche mir den Menschen ohne Jagdtrieb. Es ist okay, wenn er zerstreut durch unseren Wald läuft. Er soll uns und die Natur respektieren und sie unbeschadet lassen. Alles andere ist der Lauf der Dinge.«

Hühner

- Die Vorfahren unserer typischen Legehennen legten zur Fortpflanzung ca. 40 Eier im Jahr. Moderne Legehennen hingegen (auch Lege-Hybriden genannt) müssen 300 Eier im Jahr legen. Dies ist nur aufgrund starker Überzüchtung und Schaffung künstlicher Beleuchtung möglich.
- Hühner, die viele Eier legen sollen, nehmen gleichzeitig nicht schnell genug zu. Daher gibt es heute zwei extrem gezüchtete »Hühnerlinien«: Legehennen und Masthühner.

In der »Küken-Produktion« darf eine Henne kein einziges ihrer Eier mehr selbst ausbrüten. Die Eier werden in großen Plastikkisten sortiert und künstlich ausgebrütet. In den Brutautomaten schlüpfen die kleinen Hühnerbabys, ohne die Zuneigung ihrer Mutter.

Die kleinen Brüder der späteren »Legehennen« sind wertlos für die Industrie, da sie weder Eier legen können noch einen wirtschaftlich rentablen Fleischansatz haben. Aus diesem Grund werden für die Eierproduktion allein in Deutschland jährlich mehr als 50 Millionen männliche Küken routinemäßig vergast oder geschreddert – dies gilt ebenso für Bio-Eier.

Weitere Millionen von ungeborenen Küken, sogenannte »Eintagsküken«, die es nicht selbstständig aus dem Ei geschafft haben (in der Natur hilft die Mutter beim Schlüpfen), aber voll entwickelt und lebensfähig sind, werden geschreddert und in den Müll geworfen.

- Verletzungen sind in der Massentierhaltung unter den gestressten Tieren der Alltag. Um Kannibalismus in den engen Käfigen zu vermeiden, werden Legehühnern die Schnäbel ohne Betäubung gekürzt.

Anstatt die Haltungsform an die Tiere anzupassen, werden so die Tiere an die Bedingungen der Produktion angepasst.

Kommunikation mit einem Huhn aus der Freilandhaltung

»Wie geht es dir emotional und körperlich?«
»Es geht mir insgesamt ganz gut, sowohl emotional als auch körperlich.«

»Magst du mir beschreiben, wie du lebst?«
»Ich bin viel draußen, genieße die Sonne auf meinen Federn und bin von vielen anderen Hühnern umgeben. Körperlich bin ich sehr aktiv den ganzen Tag über, was ich sehr genieße. Nachts finde ich meine Ruhe und kann entspannen.«

»Wie nimmst du die Menschen wahr?«
»Ich habe wenig Kontakt zu den Menschen. Ich sehe sie ab und zu mal aus der Ferne. Aber das war es dann auch schon. Eigentlich kann ich nicht wirklich etwas über sie sagen. Ich bin mehr mit mir und meinen Tagesaufgaben beschäftigt.«

»Wie empfindest du dein Leben?«
»Du stellst mir aber auch Fragen. Im Endeffekt reiht sich ein Tag an den nächsten. Ich erledige meine Pflichten, und dann folgt auch schon gleich der nächste Tag.«

»Worin liegt der Sinn in deinem Leben?«
»Das ist eine gute Frage. Ich würde gerne Kinder großziehen, mich um sie kümmern und ihnen alles Wichtige mit auf den Weg geben. Das war bisher noch gar nicht möglich. Darüber bin ich traurig. Ich versuche alles, damit dieser Wunsch in Erfüllung gehen wird.«

»Was macht dir Freude in deinem Leben?«
»Draußen sein, scharren und picken. Ich liebe es, zu fressen und mich im Staub zu baden. All das kann ich auch machen.«

»Wovor hast du Angst?«
»Ich habe keine Angst.«

»Was möchtest du den Menschen gerne mit auf den Weg geben?«
»Ich möchte gerne meine Kinder großziehen. Bitte gebt mir die Möglichkeit. Ich tue auch alles dafür.«

»Was wünschst du dir, damit es dir besser geht?«
»Mir geht es gut. Aber perfekt wäre mein Leben mit vielen Kindern um mich herum.«

Kommunikation mit einem Huhn aus der Bodenhaltung

»Wie geht es dir emotional und körperlich?«
»Es geht so. Die Tage sind ziemlich anstrengend. Es ist immer laut, und ich habe wenig Platz für mich. Auch kann ich mich nur schlecht in Ruhe zurückziehen. Die anderen sind eigentlich immer da und überall. Wir streiten auch recht viel. Die Stimmung ist angespannt, und wir gehen uns alle auf die Nerven. Körperlich habe ich keine großen Themen. Müde und kaputt bin ich.«

»Magst du mir beschreiben, wie du lebst?«
»Ich lebe mit vielen anderen Hennen in einem großen Stall. Wir können weder picken, scharren, noch ein Sandbad nehmen. Es ist oft eher dunkel, und die Luft ist sehr schlecht.«

»Wie nimmst du die Menschen wahr?«
»Die Menschen kommen zu uns, um dann nach kurzer Zeit wieder zu verschwinden. Sie sind still, emotionslos und erledigen ihre Aufgaben.«

»Wie empfindest du dein Leben?«
»Ein Tag reiht sich an den nächsten. Auf der einen Seite ist es öde, auf der anderen Seite unfassbar stressig. Viele von uns können mit dem Stress nur sehr schlecht umgehen und sterben sehr plötz-

lich. Andere sind sehr aggressiv und tun uns weh. Ich bin immer auf dem Sprung. Habe Angst, verletzt zu werden.«

»Worin liegt der Sinn in deinem Leben?«
»Sie nehmen mir und uns unsere Eier weg. Sie benötigen sie scheinbar. Jeden Tag aufs Neue werden mir und uns die gelegten Eier weggenommen. Es ist nicht schön und tut weh, weil es jeden Tag aufs Neue so ist. Für mich ist mein Dasein sinnlos.«

»Was macht dir Freude in deinem Leben?«
»Ich für mich empfinde keine Freude. Es gibt kein Highlight in meinem Leben. Nichts, worauf ich mich mal freuen kann. Es gibt auch nie eine Pause. Auf die könnte ich mich dann wenigstens freuen.«

»Wovor hast du Angst?«
»Ich habe Angst vor einigen anderen Hühnern. Manchmal sind sie sehr gestresst und dann besonders aggressiv. Sie tun mir weh, wenn sie auf mich einpicken. Ich weiß dann nicht, wohin mit mir. Das macht mir große Angst.«

»Was möchtest du den Menschen gerne mit auf den Weg geben?«
»Das Leben könnte für uns so viel schöner sein, wenn ihr nicht so gierig wärt.«

»Was wünschst du dir, damit es dir besser geht?«
»Wir brauchen frische Luft, Sonne, Sand und Freiraum. Dieses Leben ist für uns alle nicht schön. Ich habe schon das Gefühl, keine hohen Ansprüche zu stellen. Und trotzdem befürchte ich, dass meine Wünsche niemals in Erfüllung gehen werden.«

Schafe

- Schafe sind von Natur aus nicht darauf angewiesen, von Menschen geschoren zu werden. Für die Wollindustrie hingegen werden die Schafe so überzüchtet, dass sie besonders viel Wolle produzieren. Es gibt sogar Rassen mit angezüchteten Hautfalten, um eine möglichst große »Fellfläche« zu schaffen. Unter der dicken Wolle staut sich die Hitze. Hautinfektionen und Tod durch Überhitzung sind normal. Die Schur ist für Schafe eine höllische Tortur. Geschoren wird im Akkord. Schnittverletzungen sind die Regel.
- Kühen, Schweinen, Hühnern und weiteren Tieren in der Nutztierhaltung steht der Tod im Schlachthaus bevor. Sie leben genau so lange, wie sie ihre Produktionsrate erfüllen. Viele Tiere werden anschließend länderübergreifend verkauft und weltweit verfrachtet, um die bestmöglichen Verkaufspreise zu erzielen.

Bio-Haltung ist nicht besser!

Das Bio-Siegel sorgt vor allem dafür, dass Pflanzen ohne chemische Pestizide gedüngt werden, Tiere möglichst wenig gentechnisch verändertes Futter bekommen und Antibiotika nur minimal verabreicht werden, damit nicht zu viel davon im Fleisch landet.

Wie es den Tieren in der Haltung geht, ist zweitrangig. Schweine, aus denen Bio-Schnitzel werden, haben auf rund einem Quadratmeter Stallfläche kaum genug Platz, sich zu bewegen oder irgendwie arttypisch zu leben. In »Ausnahmefällen« dürfen auch ihnen die Schwänze abgeschnitten werden. Rinder in der Bio-Haltung werden häufig enthornt, auch wenn im Gegensatz zur konventionellen Haltung »nur« Brennstäbe und keine Ätzstifte verwendet werden dürfen, damit die Wunden schneller heilen.

Auch bei Tiertransporten unterscheiden sich Bio- und konventionelle Haltung kaum. Die Ökoverordnung besagt nur, dass die Dauer von Tiertransporten möglichst gering gehalten werden sollte. Das ist offen genug für oftmals stundenlange Transporte unter schlechten Bedingungen.

Am Ende steht in jedem Fall der Tod. Tiere aus Bio-Haltung werden in dieselben Schlachthäuser gebracht wie alle anderen. Nach einer Betäubung mittels Strom, Gas oder Bolzenschuss wird den lebenden Tieren vom Schlachter der Hals aufgeschnitten. Sie sterben durch Ausbluten, was einige Minuten dauert. Viele Schlachttiere erleben aufgrund mangelnder Betäubung ihren Tod bei mehr oder weniger vollem Bewusstsein.

Statistiken

Geschlachtete Tiere in Deutschland:

- 2017: 746 Millionen
- 2018: 771 Millionen

Davon:

- Schweine: über 56 Millionen
- Rinder: über 3 Millionen
- Enten, Gänse, Puten und Hühner: 710 Millionen Tiere

Davon:

- Masthühner: 622 Millionen
- Puten: 35 Millionen
- Legehennen: als Suppenhuhn 34 Millionen
- Enten: 17 Millionen
- Schafe: über 1 Million

- Gänse: 634 000
- Ziegen: 22 000
- Pferde: 6000

Fische

Fische, die an einem Angelhaken hängen, erleiden nicht nur körperliche Schmerzen. Für sie geht es um Leben oder Tod. Sobald Fische aus dem Wasser gezogen werden, beginnen sie langsam zu ersticken. Außerhalb des Wassers kollabieren und verkleben ihre Kiemen. Aufgrund des rasch abfallenden Drucks kann die Schwimmblase reißen.

Bei der Entfernung des Angelhakens kommt es häufig zu schweren bis hin zu tödlichen Verletzungen des Fisches. Diese überlebt er oftmals nicht, auch dann nicht, wenn er wieder ins Wasser zurückgelassen wird. Im Gegenteil, er ist dann eine leichte Beute für Raubfische.

Berühren Angler die Fische mit der Hand, beschädigen sie deren empfindliche Schleimhäute sowie deren Schuppen. Das macht sie anfälliger für Infektionen, Bakterien, Verpilzung und Parasiten.

Zusätzlich verursachen Angler mit ihrem Angelzubehör unzählige weitere Opfer, wie zum Beispiel Millionen Vögel, Schildkröten und Delfine, weil sie schwere Verletzungen durch verschluckte Angelhaken erleiden oder sich in Angelschnüren verfangen.

- In der Fischzucht ist die Massentierhaltung auch keine Ausnahme. Immer mehr Fische werden in sogenannten Aquakulturen auf engstem Raum gezüchtet und somit in dieser Haltung gequält.

Kommunikation mit einem Fisch aus der Zuchtanlage

»Wie geht es dir emotional und körperlich?«
»Ich bin gestresst. Ich habe kaum Platz zum Schwimmen, es gibt weder Pflanzen noch andere Rückzugsmöglichkeiten. Alle sind hektisch um mich herum. Das jeden Tag, jede Sekunde.«

«Magst du mir beschreiben, wie du lebst?«
»Ich lebe mit vielen Gleichgesinnten in einem Becken. Es gibt keinen Millimeter, an dem ich noch nicht gewesen bin. Die Stimmung ist angespannt und gereizt. Wir sind alle voneinander genervt. Die Enge und das Gefühl, dass ich nicht frei entscheiden kann, ob ich so nah mit den anderen zusammen sein möchte, belastet mich. Stattdessen sind wir absolut begrenzt und eingeengt. Das ist unerträglich. Wir alle wollen anders leben. Wir wollen schwimmen, frei und grenzenlos sein.«

»Wie nimmst du die Menschen wahr?«
»Sie sind emotionslos. Sie spüren meiner Meinung nach nichts. Da sind keine Reaktion und kein Gefühl in ihren Augen. Weder Groll, noch ist da Liebe. Da ist einfach nichts. Die Menschen erledigen ihre Arbeit wie Roboter. In ihnen regt sich absolut nichts. Sie haben keine Empfindungen in Form von zum Beispiel Mitgefühl. Jeder Einzelne von uns wird nicht als Individuum gesehen, das sein eigenes Leben hat.«

»Wie empfindest du dein Leben?«
»Es ist unnütz. Jeden Tag aufs Neue.«

»Worin liegt der Sinn in deinem Leben?«
»Ich für mich habe keinen Sinn in meinem Leben.«

»Was macht dir Freude in deinem Leben?«

»Freude wäre für mich, frei zu sein. Es ist das absolute Grundbedürfnis einer Seele, frei zu sein. Ich habe keine Angst, frei in der Natur zu sein und dass ich vielleicht von einem anderen Fisch gefressen werden könnte. Ich will einfach nur frei sein, ganz gleich, was dann kommt.«

»Wovor hast du Angst?«

»Jeder Tag macht mir Angst. Ich habe keine Angst vor dem Tod. Die Ungewissheit jedoch, wie lange ich noch so aushalten muss, macht mir Angst. Ich habe Angst vor meiner Zukunft. Wie lange werde ich mich noch nur im Kreise drehen?«

»Was möchtest du den Menschen gerne mit auf den Weg geben?«

»Es ist Wahnsinn was ihr da macht. Auch wenn ich in diesem Becken bin, fühle ich mich mit den Meeren stark verbunden. Ihr bringt alles total aus dem Gleichgewicht. Sei es, was ihr den vielen Fischen in dem kleinen Becken antut, und ebenso auch, was ihr den Meeren und damit meinen Gleichgesinnten zufügt. Ihr zerstört uns und die Meere. Werdet wach.«

»Was wünschst du dir, damit es dir besser geht?«

»Freiheit und Herr meines eigenen Lebens zu sein. Ich brauche euch nicht. Im Gegenteil. Uns würde es viel besser gehen, wenn ihr nicht wärt.«

Meerestiere

Die Anzahl der jährlich getöteten Meerestiere beläuft sich auf mehrere Milliarden. Bis es stirbt, kämpft jedes einzelne Tier in den Netzen und an Bord der Schiffe um sein Leben. Kilometerlange Netze fischen die Meere leer, indem sie alles einsammeln, was im Ozean schwimmt. Dabei zerstören sie die Korallenriffe und Meeresgründe, die wichtige Lebensräume für die Tiere sind. Viele Tierarten sind vom Aussterben bedroht.

Zusätzlich ertrinken in den Netzen, die im Meer zurückbleiben, zum Beispiel Tausende Delfine und Meeresschildkröten. Etwa 25 % der weltweit gefangenen Fische werden wieder ins Wasser zurückgeworfen. Meist, weil sie tot, verletzt, zu klein oder sehr geschwächt sind.

Wildtiere im Zirkusbetrieb

Die meisten Zirkusunternehmen leiden an ständigem Geldmangel, der dazu führt, dass die von ihnen gehaltenen Tiere oft unter mangelnder Pflege und nicht ausreichender Versorgung leiden. Es liegt in der Natur der Wildtiere, dass sie sehr aktiv sind. Im Zirkus verbringen sie jedoch den größten Teil ihres Lebens in winzigen Transportkäfigen, Boxen oder viel zu kleinen Gehegen. Nur für die wenigen Minuten ihrer Darbietung in der Manege dürfen sie ihre Gefängnisse verlassen.

Elefanten werden zum Beispiel üblicherweise jede Nacht und auch tagsüber großenteils an zwei Beinen fixiert, anstatt dass sie, wie es ihrer Natur entspricht, kilometerlange Wanderungen im Kreise ihrer Familie unternehmen können. Sie erreichen im Zirkus durchschnittlich nicht einmal die Hälfte ihrer natürlichen Lebensdauer.

Bei den Überlebenden sind schwere Verhaltensstörungen wie das symptomatische »Weben« mit Kopf und Rüssel weit verbreitet.

Die Dressur von Wildtieren im Zirkus basiert stets auf Gewalt und Zwang.

Kommunikation mit einer Elefantenkuh aus dem Zirkus

»Wie geht es dir emotional und körperlich?«
»Meine Seele schreit. Ich erleide Höllenqualen. Höllenqualen sowohl emotional als auch körperlich. Täglich werde ich misshandelt. Mein ganzes Dasein besteht aus Misshandlung, Unterdrückung, Zwang und Gewalt. Auch wenn ich eine dicke Haut habe, jede noch so kleine Berührung tut mir weh. Allein wenn sie mich nur ansehen, habe ich höllische Schmerzen am ganzen Körper und in meiner Seele.«

«Magst du mir beschreiben, wie du lebst?«
»Ich stehe mit einigen anderen Elefanten zusammen, habe jedoch kaum Platz. Es ist eng, und wir sind alle traurig. Wir alle haben Schmerzen, emotional und körperlich. Wir alle wurden gebrochen, schikaniert und gedemütigt, jeden Tag. So wie wir eigentlich sind und leben, sind wir schon ewig nicht mehr. Wir bestehen nur noch aus einer Hülle, die funktioniert – mehr nicht. Immer wieder müssen wir uns zeigen. Alle sehen zu uns, doch niemand sieht uns wirklich. Ich schaue jedes Mal in die Gesichter der Menschen und rufe nach Hilfe. Doch niemand sieht und hört mich.«

»Wie nimmst du die Menschen wahr?«
»Sie sind oberflächlich und egoistisch. Jeder einzelne Mensch denkt nur an sich und eventuell noch an seine engsten Familien-

mitglieder. Aber nicht weiter. Sie sind darauf bedacht, dass es ihnen gut geht und sie glücklich gemacht werden. Glücklich auf Kosten anderer, nämlich auf unsere Kosten. Sie kommen zu uns, um Freude und Glück zu empfinden. Würden sie nur ein bisschen nachdenken und fühlen, wüssten sie, dass wir Qualen erleiden. Doch das interessiert nicht. Sie sind nur an sich interessiert. Ich mag Menschen nicht.«

»Wie empfindest du dein Leben?«
»Ich empfinde mein Leben als Ausbeutung. Ich lebe, um andere Menschen glücklich zu machen. Mein Wohl, meine Gefühle, Hoffnungen und Träume sind dabei uninteressant.«

»Worin liegt der Sinn in deinem Leben?«
»Der Sinn meines Lebens liegt darin, dass Menschen Spaß an ihrem Leben haben.«

»Was macht dir Freude in deinem Leben?«
»In meinem Leben empfinde ich keine Freude. Worauf sollte ich mich auch freuen? Bis zum Schluss werde ich mein Leben und meinen Alltag so verbringen. Was sind das für schlechte Aussichten?! Es geht mir schon lange nicht mehr um Freude in meinem Leben. Damit habe ich längst abgeschlossen. Ich wäre schon dankbar, wenn die Schmerzen, die ich jeden Tag empfinde, weniger werden würden.«

»Wovor hast du Angst?«
»Vor der Gewalt und Grausamkeit der Menschen. Und ihre Oberflächlichkeit macht mir große Angst. Wo wird das alles noch enden?«

»Was möchtest du den Menschen gerne mit auf den Weg geben?«
»Ihr lasst euch bluffen. Ihr kommt zu uns in eine Show und seht nur, was wir großen Elefanten leisten können. Doch es wird nicht hinter die Fassade geblickt. Niemand macht sich Gedanken darüber, wo wir nach der Show sein werden und wie es uns geht. Genauso ist es in eurem Leben und Alltag auch. Jeden Tag lasst ihr euch bluffen. Ihr glaubt an Dinge, die gar nicht existieren. Ihr arbeitet für etwas, was es gar nicht gibt, nämlich eine intakte Welt. Ihr hetzt jeden Tag hinter etwas her, was eine Illusion ist. Im tiefsten Inneren wisst ihr es vielleicht auch schon. Genauso wie ihr eigentlich wisst, dass es uns schlecht geht und wir leiden. Doch ihr verdrängt es und seht weg. Irgendwann wird aber der Moment kommen, an dem ihr keine Chance mehr habt wegzuschauen. Dann müsst ihr euch verändern.«

»Was wünschst du dir, damit es dir besser geht?«
»Freiheit! Dann hätte ich meinen inneren Frieden. Wir Elefanten brauchen euch Menschen nicht.«

Tierversuche

Allein in Deutschland sind täglich Zigtausende von Tieren in vielen Tierversuchsanlagen fragwürdigen und grausamen Experimenten hilflos ausgeliefert. Nach § 1 des Tierschutzgesetzes werden Tiere als »Mitgeschöpfe« anerkannt und das Zufügen von Schmerzen, Leiden oder Schäden ist ohne vernünftigen Grund verboten.

Dennoch leiden und sterben Millionen Tiere in Versuchslaboren, weil Experimentatoren behaupten, es könnten sich aufgrund der Tierversuche möglicherweise für den Menschen wichtige

Erkenntnisse ergeben. Allerdings haben Studien gezeigt, dass Versuche mit Tieren nicht dazu geeignet sind, menschliche Reaktionen auf Krankheiten oder Medikamente präzise vorauszusagen. Wichtige Faktoren der möglichen Krankheitsentstehung, wie zum Beispiel Ernährung, Lebensgewohnheiten, Verwendung von Suchtmitteln, Umwelteinflüsse, Stress, psychische und soziale Faktoren, können gar nicht berücksichtigt werden.

Rund 95 % aller neuen Medikamente fallen in klinischen Versuchen durch, nachdem sie im Tierversuch bestanden hatten. In Deutschland gibt es ca. 700 Tierversuchseinrichtungen in 95 Städten. Diese werden jährlich in Milliardenhöhe, unter anderem mit Steuergeldern, finanziert. Tierversuchsanlagen sind zum Beispiel in Universitäten und Hochschulen sowie in der chemischen und pharmazeutischen Industrie.

Beispiele von Kosten für Laborneubauten:

27 Millionen Euro in Freiburg für Tierversuche an ca. 13 000 Tieren. In Hamburg finden in einer Anlage Tierversuche an 10 000 Mäusen, 12 000 Ratten, 1500 Hunden, 500 Affen, 500 Meerschweinchen, 200 Hamstern, 100 Katzen und 100 Schweinen statt.

Forschung ohne Tierleid

Es gibt tierversuchsfreie Verfahren, wie zum Beipsiel In-vitro-Studien (im Reagenzglas), die für den Menschen ohne Tierleid verlässliche Ergebnisse liefern und zusätzlich auch noch deutlich kostengünstiger sind. In-vitro-Systeme reagieren zum Teil wesentlich empfindlicher auf giftige Einflüsse, als das lebende Tier. Außerdem liefern sie zuverlässige, gut reproduzierbare und eindeutige Ergebnisse.

Die Bundesregierung fördert die tierversuchsfreie Forschung mit ca. 4 Millionen Euro jährlich. Für die Tierversuche stehen hingegen Milliarden zur Verfügung. Auch mit geringer Unterstützung hat die tierversuchsfreie Forschung beachtliche Erfolge aufzuweisen, und mehr und mehr Forscher erkennen ihr Potenzial.

Kommunikation mit einem Hund im Versuchslabor

»Wie geht es dir emotional und körperlich?«

»Es geht mir nicht gut. Emotional als auch körperlich. Mir ist übel, mein Kopf schmerzt, und ich habe, wie so oft, starke Bauchschmerzen. Ich würde mich gerne übergeben, kann es aber nicht. Ich kann an meinem körperlichen Zustand nichts verändern. Manchmal glaube ich, dass mein Kopf platzt. Es pocht und hämmert in ihm unerträglich.

Ich habe mich schon lange aufgegeben. Niemals wird sich etwas ändern. Dafür sind die Menschen zu grausam. Es ist keinerlei Hoffnung mehr in mir. Lange dachte ich am Anfang, dass es noch einmal besser werden würde. Aber daran glaube ich längst nicht mehr.«

»Magst du mir beschreiben, wie du lebst?«

»Ich lebe alleine in einem Käfig. Um mich herum sind viele andere Tiere. Wir alle werden auf kleinstem Raum gehalten und haben keine Decke zum Hinlegen. Es riecht unangenehm nach Urin, Kot und ›Medizin‹.«

»Wie nimmst du die Menschen wahr?«

»Sie sind kalt und emotionslos. Sie fassen uns grob und routiniert an. Jeder Griff sitzt. Es ist keinerlei Bewegung möglich. Anfangs versuchte ich, mich zu wehren und zu entkommen, aber es gab keine Chance. Nur noch fester, enger und schmerzhafter wurde ihr Griff. Heute folge ich und lasse alles über mich ergehen.«

»Wie empfindest du dein Leben?«
»Für die Menschen bin ich eine Zahl. Für mich ein Niemand.«

»Worin liegt der Sinn in deinem Leben?«
»Ich lebe, damit die Menschen durch mich neues Wissen erfahren. Sie sind wissensdurstig. Es macht ihnen Freude, wenn sie auf meine und unsere Kosten weiterkommen. Es tut weh, denn das bedeutet: Je mehr ich leide, desto glücklicher werden sie.«

»Was macht dir Freude in deinem Leben?«
»In meinem Leben habe ich noch niemals Freude empfunden. Obwohl, stimmt gar nicht. Als kleiner Welpe saß ich einsam und alleine in meinem Käfig. Wenn ich andere Hunde und Menschen gesehen habe, freute ich mich unbändig. Doch die Erfahrung zeigte rasch, dass es niemals Freude bedeutet, die Menschen zu sehen. Auch tut es weh, die anderen Hunde zu sehen.«

»Wovor hast du Angst?«
»Ich habe Angst vor der Zukunft. Wie lange wird das wohl noch so gehen? Wie schlimm werden meine Schmerzen noch werden? Ich kann nicht mehr.«

»Was möchtest du den Menschen gerne mit auf den Weg geben?«
»Ihr seid egoistisch, wissensdurstig und dabei herzlos. Wie kann es sein, dass ihr mich und uns so behandelt? Schämen würde ich mich, wenn ich so wäre, wie ihr.«

»Was wünschst du dir, damit es dir besser geht?«
»Ich wünsche mir, tot zu sein.«

Filme über den Umgang mit Tieren

Worte können manchmal nicht das wiedergeben, was Bilder zum Ausdruck bringen. Für weitere Informationen empfehlen wir folgende drei Filme auf YouTube.

»Earthlings«, deutsche Fassung
»Live and Let Live«
»Dominion«, deutsche Fassung

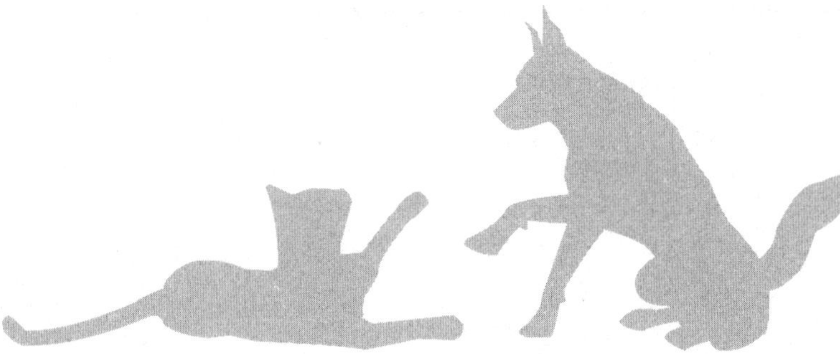

Die vegane Ernährung

2012 eröffneten wir ein veganes Restaurant und Seminarhotel. Es war unser großer Herzenswunsch, leckere Speisen zu zaubern, ohne dass dafür ein Tier leiden oder in den Tod gehen musste. Nach mehrjähriger Erfahrung können wir als Familienunternehmen behaupten, wie angenehm überrascht unsere Gäste von der veganen Küche waren.

Große, starke Männer begeisterten sich für die schmackhaften Gerichte und bestätigten, dass sie tatsächlich satt geworden seien. Die weiblichen Gäste freuten sich nach dem Verzehr unserer vielseitigen Speisen über das angenehm leichte Körpergefühl. Und die bereits veganen Gäste waren überglücklich, dass sie alles, inklusive Eis und Kuchen, unhinterfragt genießen konnten.

Etliche unserer Gäste berichteten, sie würden die Anweisung ihres Arztes befolgen und seit geraumer Zeit gänzlich auf den Verzehr von Fleisch und tierischem Eiweiß verzichten. So erlebten sie, dass nach der Umstellung auf rein pflanzliche Kost zum Beispiel ihre Zuckerkrankheit, Gicht, Arthrose, Schulter-, Hüft- und Kniegelenkschmerzen, Herz-Magen- und Darmbeschwerden verschwanden. Und sportliche Gäste waren von ihrer gesteigerten Körperleistung begeistert.

Die vegane Ernährung ist nicht nur nachweislich sehr gesund, sondern auch ausgesprochen wohlschmeckend und facettenreich. Seit Jahrtausenden beschenkt uns unsere Mutter Erde mit einer Vielfalt an wunderbaren Früchten, die dem genussvollen Verzehr dienen.

China Study ist ein Sachbuch von T. Colin Campbell, Professor für Biochemie, und seinem Sohn. Der renommierte Ernährungswissenschaftler leitete über Jahre eine groß angelegte Studie. Im Hinblick auf den Zusammenhang zwischen dem Verzehr von tierischen Produkten und dem Auftreten von Krankheiten wurden die gewonnenen Daten ausgewertet.

Demnach bieten Pflanzen die besseren Nährstoffe. Empfohlen wird eine Vermeidung von Tierprodukten in der Nahrung und möglichst eine vegane Ernährung. Zusätzlich zu der Gesunderhaltung unseres Körpers trägt eine ausschließlich pflanzliche Ernährung auch zu einer hohen körperlichen Vitalität und Kraft bei. Viele sehr erfolgreiche Profisportler sind Veganer, so auch Patrik Baboumian, der den Titel als »Stärkster Mann Deutschlands 2011« gewann.

Das globale Thema Klimawandel

Wissenschaftliche Studien belegen, dass die industrielle Tierhaltung und der Konsum tierischer Produkte in einem sehr hohen Maße Verursacher für die aktuellen Umweltprobleme sind. Alleine schon aus diesem Grund sind weltweite Änderungen der Ernährungsgewohnheiten notwendig. Ausgelöst durch die Massentierhaltung werden schädigende Gase wie Kohlenstoffdioxid, Methan und Lachgas ausgestoßen. Die Treibhausgase werden vor allem durch die Verdauung von Wiederkäuern und das Düngen von Ackerflächen verursacht.

Der Regenwald ist ein wunderschöner, großer Lebensraum für zahlreiche, vielfältige Tierarten und Pflanzen. Dank seiner üppigen Vegetation dient er als sehr wichtiger Kohlendioxidspeicher. In Südamerika werden jedoch Tausende Hektar Urwald gerodet und damit ein einzigartiges Ökosystem bedroht. Unternehmen schaffen dort riesige Flächen für den Anbau von Sojabohnen. Sie verbrauchen zusätzlich sehr viel Wasser und Energie und dies alles überwiegend für deutsche Fleischproduzenten.

Klimaschutz beginnt im Kleinen. Jeder einzelne Mensch ist aufgefordert, als Konsument eigenverantwortlich und bewusst zu handeln. Mit jedem Kauf von Fleisch und tierischen Produkten entscheidet er, wie vom jetzigen Zeitpunkt an die Lebensqualität von uns Menschen, den Tieren, unserer Umwelt und wie das Leben unserer Kinder und Kindeskinder aussehen wird.

Zum Abschluss ein Nachtrag

Bewusstsein beendet Tierleid

Obwohl wir schon immer sehr tierlieb waren, aßen wir früher dennoch Fleisch. Als wir im Laufe der Jahre jedoch zusätzlich zu unseren Hunden und Katzen auch Kaninchen, Gänse und Esel als geliebte Familienmitglieder dazu bekamen, gab es schon alleine aus diesem Grund zu Weihnachten weder Gänse- noch Kaninchenbraten oder Eselsalami auf unserem Speiseplan. Es ist ein trauriges Beispiel für die Unbewusstheit der Menschen, dass gerade zu Weihnachten – dem Fest der Liebe – ganz besonders viele Tiere ermordet werden.

In unserem veganen Restaurant staunte selbst Sophias Großmutter, wie gut ihr das Kuchenbacken anstelle von Eiern mit reifen Bananen gelang. Auch war sie unendlich dankbar dafür, dass sich mit der veganen Ernährung ihre Schmerzen in Hand- und Fingergelenken verabschiedeten.

Weiterentwicklung schreckt vor Alter nicht zurück, im Gegenteil. Gerade unsere derzeitige Gesellschaft, die sich so sehr des Fortschritts rühmt, darf bewusster und weiser sein. Sie darf erkennen, dass jedes Lebewesen das Recht hat, würdevoll behandelt zu werden und auch dementsprechend zu leben. Glücklicherweise ist zu beobachten, dass täglich mehr Menschen aufwachen. Sie hinterfragen ihr Verhalten im Umgang mit sich selbst, den Tieren und dem Leben insgesamt.

Veränderung in der Menschheitsgeschichte geschieht nur dann, wenn jeder einzelne Mensch sich zum Guten wandelt. Vertrauensvoll dürfen wir uns wieder auf unser Herz einlassen, in unsere Eigenliebe kommen und uns mehr und mehr für die Liebe zu unseren Mitmenschen, den Tieren und dem Rest der Welt öffnen. Am ehesten geschieht dies, indem wir in unser Herz und ins Fühlen kommen.

In diesem Sinne wünschen wir Ihnen, liebe Leserin und lieber Leser, ein Bewusstsein:

Aus Liebe
In Liebe
Für die Liebe

Herzlichen Dank, dass Sie unser Buch gelesen haben.

Wir würden uns sehr freuen, wenn Sie auch auf unsere Homepages schauen würden. Dort finden Sie weitere Informationen zu uns und unserer Arbeit:

www.sophia-eickelpoth.de und *www.kirstenjebsen.de*

Ihre
Sophia Eickelpoth-Rauer und Kirsten Jebsen

Danksagung

Herzenswünsche gehen in Erfüllung

Seit acht Jahren haben wir den gemeinsamen Herzenswunsch, ein Buch für die Tiere zu schreiben.

Wir bedanken uns sehr bei dem mvg Verlag für das wunderbare Angebot und die Chance, die Inhalte dieses Buches nun in die Welt bringen zu können.

Und an dieser Stelle gilt auch ein großer Dank dem Universum, das immer genau zum richtigen Zeitpunkt die passenden Menschen und Situationen schickt.

Ganz besonders bedanken wir uns bei allen Tierseelen, die bereit für ein Gespräch waren und uns damit einen Einblick in ihre Gedanken- und Gefühlswelt gaben.

Auch gilt unser Dank den Haltern, die sich für die Tierkommunikation entschieden, um auf diese Weise direkte Informationen von ihren Tieren zu erhalten.

Unseren Seelenfreunden, dem mutigen Tierrechtler René und seiner lieben Frau Nadeshda Goldade, danken wir von ganzem Herzen für die vielen Informationen, mit denen sie uns sehr unterstützten.

Mit der Hilfe aller Beteiligten konnte sich unser langjähriger Herzenswunsch erfüllen.